Lisa Rubner

Vegane Ernährung im Säuglings- und Kindesalter

Die rein pflanzliche Ernährung in der Übersicht

Diplomica Verlag GmbH

Rubner, Lisa: Vegane Ernährung im Säuglings- und Kindesalter: Die rein pflanzliche Ernährung in der Übersicht, Hamburg, Diplomica Verlag GmbH 2013

Buch-ISBN: 978-3-8428-8549-3
PDF-eBook-ISBN: 978-3-8428-3549-8
Druck/Herstellung: Diplomica® Verlag GmbH, Hamburg, 2013
Covermotiv: © hap / photocase.com

Bibliografische Information der Deutschen Nationalbibliothek:
Die Deutsche Nationalbibliothek verzeichnet diese Publikation in der Deutschen Nationalbibliografie; detaillierte bibliografische Daten sind im Internet über http://dnb.d-nb.de abrufbar.

© Diplomica Verlag GmbH
Hermannstal 119k, 22119 Hamburg
http://www.diplomica-verlag.de, Hamburg 2013
Printed in Germany

Inhaltsverzeichnis

Abkürzungsverzeichnis

AAP	= American Academy of Pediatrics
ADA	= American Dietetic Association
BSE	= Bovine Spongiforme Enzephalopathie
D-A-CH	= Referenzwerte für die Nährstoffzufuhr der deutschen, österreichischen und schweizerischen Ernährungsgesellschaften
DGE	= Deutsche Gesellschaft für Ernährung
DHA	= Docosahexaensäure
EPA	= Eicosapentaensäure
VEBU	= Vegetarierbund Deutschland

1　Einführung

1.1　Problemdarstellung

Die Art und Weise, wie wir uns ernähren, hat einen entscheidenden Einfluss auf unsere Gesundheit und damit auch auf unsere Lebensqualität. Eine ausgewogene und bedarfsgerechte Ernährung ist im Rahmen einer gesunden Lebensführung eine wichtige Grundlage. Was ausgewogen und bedarfsgerecht bedeutet hängt von der jeweiligen Lebenssituation ab. Das gilt insbesondere für die Kinderernährung, denn Art und Zusammensetzung der Kost bestimmen maßgeblich das Gedeihen des Kindes. Die richtige Ernährung betrifft jedoch nicht nur Wachstum und Entwicklung des heranwachsenden Menschen, sondern auch den Gesundheitsstatus im späteren Leben.

Die gesellschaftsimmanente Fehlernährung fordert jährlich tausende Tote durch Volkskrankheiten, wie Krebs, Herz-Kreislauf-Erkrankungen, Diabetes und andere ernährungsbedingte Erkrankungen. In den letzten Jahren haben zahlreiche ernährungswissenschaftliche Untersuchungen dargelegt, dass ein Zusammenhang zwischen dem Konsum tierischer Produkte und diesen Erkrankungen besteht. Das ist einer der Gründe, warum weltweit eine wachsende Anzahl an Menschen zu verzeichnen ist, die eine vegetarische Ernährungsform vorzieht. Auch die auf Menschen übertragbaren Seuchen wie BSE, Schweinepest und die Vogelgrippe, Schlagzeilen durch Gammelfleischverkauf oder Dioxinvergiftungen sowie auch die Auswirkungen der Massentierhaltung auf das Klima haben in den vergangenen Jahren das Interesse der Bevölkerung an vegetarischen Ernährungsformen zunehmend geweckt.

Was immer auch ein Beweggrund für eine vegetarische Ernährung sein mag, die Zahl der Menschen, die sich für diese Form der Ernährung entscheiden, steigt. Der strenge Vegetarismus, der Veganismus basiert auf einer pflanzlichen Ernährung und enthält keinerlei tierische Bestandteile. Auch für diese Ernährungsform entscheiden sich immer mehr Menschen. Dieser Aufschwung spiegelt sich nicht nur in den steigenden Verkaufszahlen von Herstellern pflanzlicher Produkte wieder, auch immer mehr Restaurants, Hotels, Kantinen und Mensen erweitern ihr vegetarisches und veganes Angebot. Der VEBU, der Vegetarierbund Deutschland e.V., geht aktuell von rund 7 Millionen Vegetariern und etwa 7 Hunderttausend Veganern in Deutschland aus.[1] Bei diesen Angaben bezieht sich die Organisation auf verschiedene Umfragen anerkannter Institute, Zeitungen und Zeitschriften.

Doch wie gesund ist eine vegane Ernährung? Eine derartige Einschränkung in der Lebensmittelauswahl birgt die Gefahr einer marginalen oder auch zu geringen Zufuhr wichtiger Nährstoffe. Eine falsche Ernährung dieser Art beruht in der Regel auf Unwissenheit bezüglich der Lebensmittelauswahl, was sich dadurch erklären lässt, dass eine Vielzahl der Veganer nicht oder nicht nur aus gesundheitlichen Gründen auf tierische Produkte

---

[1] Vgl. www.vebu.de (17.11.2012).

verzichten, sondern auch aus ethischen, religiösen oder ökologischen Motiven. Eine falsch zusammengestellte und nicht abwechslungsreiche Ernährung kann gesundheitliche Probleme zur Folge haben. Dies betrifft jedoch nicht nur Veganer, sondern auch Omnivore. Allerdings erfordert besonders die vegane Ernährung, aufgrund der starken Einschränkung in der Lebensmittelauswahl, fundierte Kenntnisse und einen bewussten Umgang, insbesondere dann, wenn es um die Ernährung von Säuglingen und Kleinkindern geht. Erschwerend kommt hinzu, dass große Teile der Presse, unwissende Ärzte und vermeintliche Ernährungsexperten Vorurteile und veraltete Lehrmeinungen verbreiten, welche nicht dem heutigen Stand entsprechen und somit häufig falsch sind. Gelegentlich sind in Artikeln Einzelfälle von unterernährten Säuglingen und Kleinkindern angeführt. Diese Art der Berichterstattung steht im extremen Gegensatz zu den Ergebnissen der wissenschaftlichen Ernährungsforschung und den Aussagen renommierter Ernährungswissenschaftler. Die American Dietetic Association beurteilt eine vegetarische und vegane Ernährung gesund und nahrhaft für Erwachsene, Kleinkinder, Kinder und Heranwachsende.

1.2   Erkenntnisinteresse und Zielsetzung

Bezogen auf meine eigene Lebenssituation möchte ich dieses positive Statement der ADA näher untersuchen und auf seine Richtigkeit und Vertretbarkeit hin überprüfen. Ich ernähre mich seit meinem 10. Lebensjahr vegetarisch. Die Reaktionen darauf sind verschieden. Eine der häufigsten Fragen, die mir diesbezüglich gestellt werden, bezieht sich auf den Konsum von Milch und Eiern. Seit einiger Zeit ernähre ich mich vegan und verzichte auf alle Produkte tierischen Ursprungs. Meine Motive dafür sind verschieden. Ethische Gründe und dermatologische Krankheitsbilder sind die zwei ausschlaggebenden Beweggründe meinerseits. In Folge meiner Ernährungsumstellung und der Absicht eine vegane Ernährung beizubehalten sowie hinsichtlich meiner zukünftigen Familienplanung möchte ich mir selbst die Frage beantworten, ob eine vegane Ernährung in der Schwangerschaft, für Säuglinge und Kinder infrage kommt. Daher lautet die zentrale Fragestellung dieser Arbeit: Ist eine vegane Ernährung für Säuglinge und Kinder geeignet? Daraus ergeben sich weitere Teilfragen. Kann man eine vegane Ernährung hinsichtlich der Bedarfsdeckung vertreten und empfehlen? Und besteht die Möglichkeit, durch besondere Handlungsanweisungen einem eventuellen Nährstoffdefizit entgegenzuwirken?

1.3   Vorgehensweise

Um einen ganzheitlichen Überblick zu erhalten, werden neben wissenschaftliche Studien und Fakten auch populärwissenschaftliche Meinungen und Erfahrungen dargestellt. Der Leser dieser Arbeit soll durch die Betrachtung dieser verschiedenen Informationsquellen selbst zu einer Beurteilung gelangen.

Die vorliegende Arbeit gliedert sich in 13 Abschnitte. Dieser erste Abschnitt der Arbeit, der die Problemdarstellung, die Zielsetzung und die Vorgehensweise erläutert, leistet eine

Einführung in die Thematik und informiert den Leser über die Fragestellungen und Ziele der Arbeit.

In Kapitel 2 erfolgt eine definitorische Darstellung sowie Abgrenzung der verschiedenen vegetarischen Ernährungsformen. Der 3. Abschnitt geht diesbezüglich auf die körperlichen Voraussetzungen des Menschen ein.

Kapitel 4 geht auf die Begriffe ein, die in dieser Arbeit hinsichtlich des Aspekts der Bedarfsdeckung zur Bewertung einer Ernährungsweise herangezogen werden.

Kapitel 5 widmet sich der detaillierten Darstellung aller Nährstoffe hinsichtlich ihrer Funktionen für den Körper, ihrer Zufuhrempfehlungen sowie ihrer Bedarfsdeckung durch eine vegane Ernährung.

In Kapitel 6 werden Möglichkeiten für eine bessere Nährstoffversorgung aufgezeigt, welche die Zubereitung und Zusammenstellung von Nahrungsmitteln sowie den Einbezug von Nahrungsergänzungsmitteln umfasst.

Es folgt Kapitel 7, in welchem auf die Besonderheiten hinsichtlich der veganen Ernährung in Schwangerschaft und Stillzeit eingegangen wird.

In Kapitel 8 werden einige Ernährungsempfehlungen sowie auch Möglichkeiten für eine praktische Umsetzung vorgestellt.

In Kapitel 9 wird der Forschungsstand bezüglich veganer Ernährung bei Säuglingen und Kindern dargestellt. Entsprechend werden unterschiedliche Studien angeführt.

In Kapitel 10 werden deutsche und amerikanische Expertenmeinungen dargestellt. Bei den Ausführungen zu den amerikanischen Texten handelt es sich um eigene Übersetzungen. Ergänzend dazu folgt im 11. Kapitel die Darstellung einiger Standpunkte aus der populärwissenschaftlichen Literatur.

Im 12. Kapitel folgt die Diskussion, welche eine Gegenüberstellung sowie eine kritische Betrachtung der Standpunkte umfasst. Im 13. Kapitel folgt nach einer abschließenden Betrachtung der Ergebnisse ein Fazit.

2 Vegetarische Ernährungsformen

Im folgenden Kapitel werden die vegetarischen Ernährungsformen definiert. Es folgt eine Abgrenzung der veganen Ernährung von anderen Ernährungsformen, welche nicht vegan sind, aber dennoch häufig im Kontext mit veganer Ernährung genannt werden.

2.1 Begriffsbestimmung und Systematik

Vegetarismus ist ein übergeordneter Begriff für verschiedene Kostformen. Gemein haben diese Kostformen den Ausschluss tierischer Lebensmittel aus der Ernährung, jedoch in unterschiedlicher Ausprägung.

Die deutschen Begriffsbildungen Vegetarismus und Vegetarier sind seit etwa 1900 im deutschen Sprachgebrauch zu finden. Nach vorherrschender Meinung ist der Begriff Vegetarismus auf die lateinischen Begriffe vegetare (= beleben) und vegetus (= lebendig, belebt) zurückzuführen. Mit dem Vegetarismus ist in diesem ursprünglichen Sinn eine Ernährung gemeint, die ausschließlich aus pflanzlichen Lebensmitteln und aus Produkten von lebenden Tieren, wie Eier, Milch und Honig, besteht.[2]

Der Vegetarismus bezeichnet nicht nur eine Ernährungsform, sondern auch einen Lebensstil, der durch gesundheitliche, aber auch durch ethische, religiöse, ökologische, ökonomische, politische oder andere Aspekte motiviert sein kann. Der Vegetarismus beschränkt sich aus diesen Gründen keinesfalls auf eine einheitliche Ernährungsform, sondern umfasst verschiedene Formen der Ausführung, die jedoch alle das Meiden von Nahrungsmitteln, die von getöteten Tieren stammen, gemeinsam haben. Am weitesten verbreitet ist daher die Einteilung anhand der verzehrten Lebensmittel. So können vier Gruppen zusammengefasst werden.

Darst. 1: Formen vegetarischer Ernährung

Bezeichnung	Meiden von*
Lacto-Ovo-Vegetarier	Fleisch und Fisch**
Lakto-Vegetarier	Fleisch, Fisch und Ei
Ovo-Vegetarier	Fleisch, Fisch und Milch
Veganer	Alle vom Tier stammenden Nahrungsmittel*** (Fleisch, Fisch, Milch, Ei, Honig)

Quelle: Leitzmann & Keller, 2010, S. 20.

*   Bei allen Lebensmitteln sind auch die jeweiligen daraus hergestellten Produkte eingeschlossen.

**   Fisch beinhaltet hier alle aquatischen Tiere.

***   Meist auch Meiden aller Gebrauchsgegenstände und Konsumgüter, die Rohstoffe von Tieren enthalten (z.B. Leder, Wolle, Reinigungsmittel mit Molke, usw.).

---

[2] Vgl. Leitzmann, Keller: Vegetarische Ernährung, 2010, S. 18.

Wie die Tabelle zeigt, stellt die erste Gruppe die Ovo-Lakto-Vegetarier dar. Sie meiden lediglich Fleisch und Fisch sowie alle daraus hergestellten Produkte. Die zweite Gruppe bilden die Lakto-Vegetarier, die neben Fleisch und Fisch auch auf Eier verzichten. Die Gruppe der Ovo-Vegetarier verzichtet zusätzlich zu Fleisch und Fisch auch auf Milch und Milchprodukte, verzehrt jedoch Eier.

Die Gruppe der Veganer verzichtet auf sämtliche Nahrungsmittel tierischer Herkunft. Es wird weder Fleisch, Fisch, Milch, Eier oder Honig verzehrt, noch daraus hergestellte Lebensmittel. Zusätzlich zu den Einschränkungen bei der Lebensmittelauswahl gibt es weitere Einschränkungen bei Gebrauchsgegenständen, die sich unter den Veganern in der Form der Ausführung unterscheiden. Die meisten Veganer tragen keine Kleidung, in der tierische Produkte wie Leder, Seide, Wolle oder Daunen verarbeitet sind. Zudem lehnen sie auch jede andere Art der Tierausbeutung ab. Dazu gehört unter anderem das Halten von Tieren in Zoos und Zirkussen sowie der Sport mit Tieren und nicht artgerechtes Halten von Haustieren.

2.2 Abgrenzung

In Bezug auf meine Arbeit sind lediglich die Einschränkungen der Lebensmittelauswahl von Bedeutung. Alle Ausführungen meinerseits beziehen sich auf vegan lebende Menschen, die keine Nahrungsmittel tierischen Ursprungs verzehren.

Deutlich davon abzugrenzen sind andere alternative Ernährungsformen. Ausschließen möchte ich die Gruppe der Rohköstler, welche eine besondere Form der veganen Ernährung praktiziert. Bei dieser Kostform wird ein Großteil der Nahrungsmittel nicht erhitzt, sondern roh verzehrt. Laut Leitzmann verzehren einige Rohköstler in kleinen Mengen rohes Fleisch, rohen Fisch, Insekten oder Eier. In diesem Fall können sie jedoch nicht zu den Vegetariern beziehungsweise zu den Veganern gezählt werden.[3] Dies betrifft auch die makrobiotische Kostform. Diese ist weitestgehend vegetarisch und besteht vor allem aus unverarbeitetem Getreide, Algen, einigen Gemüsesorten und kleinen Mengen Fisch.[4]

Besonders die makrobiotische Ernährungsform wird in Fachtexten, welche zum Teil Grundlage dieser Arbeit sind, als eine Ausprägung der veganen Ernährung dargestellt. In diesen Fällen sind die wissenschaftlichen Aussagen kritisch zu betrachten, weshalb eine Abgrenzung in Vorfeld notwendig ist.

---

[3] Vgl. Leitzmann: Vegetarismus, 2012, S. 12.

[4] Vgl. www.zentrum-der-gesundheit.de (18.11.2012).

3   Die Ernährung des Menschen

Um der Beantwortung der Frage, ob eine vegane Ernährung bedarfsgerecht sein kann, näher zu kommen, ist auch ein Blick auf die körperlichen Gegebenheiten von Bedeutung. Der Mensch ist wie seine Vorfahren in der Lage, sich an das verfügbare Nahrungsangebot anzupassen. Das belegen auch heute noch bestimmte Naturvölker, von denen einige fast ausschließlich vegetarische und andere fast ausschließlich tierische Nahrung verzehren. Diese Extreme sind jedoch eher die Ausnahme. Tatsächlich ist der Mensch ein Allesesser, die Betonung liegt jedoch auf pflanzlicher Nahrung.

Laut Leitzmann ist diese Aussage durch die Betrachtung der Entwicklungsgeschichte der Ernährung des Menschen begründet. Die anatomischen und physiologischen Merkmale des Menschen, wie in der nachstehenden Tabelle dargestellt, sind ein Hinweis auf eine deutliche Präferenz pflanzlicher Kost in der Menschengeschichte.

Angefangen bei Zähnen und Kiefer, weiter über den Speichel bis hin zum Verdauungstrakt weisen unsere Körper gegenüber denen der Carnivoren wesentliche Unterschiede auf. Magen, Dünn- und Dickdarm haben Proportionen sowie Größen, die auf eine gemischte, jedoch vorwiegend pflanzliche Kost deuten. Der menschliche Verdauungstrakt ist von anderer anatomischer Beschaffenheit als die Verdauungsorgane von natürlichen Carnivoren, beispielsweise von Hunden und Katzen. Während der menschliche Darm zahlreiche Verzweigungen hat und kurvig verläuft, ist der Darm eines Carnivoren glatt und geradlinig. Der Verdauungstrakt von Carnivoren ist so aufgebaut, dass die aufgenommene Nahrung schnell wieder ausgeschieden wird. Somit stellen giftige Stoffwechselprodukte für die Verdauungsorgane eines fleischfressenden Tieres kein Problem dar, weil alle Nahrungsreste nur für kurze Zeit im Darm verweilen.

Im menschlichen Gebiss überwiegen die Mahlzähne, während Reißzähne nur angedeutet sind. Des Weiteren sind der Schluckmechanismus sowie das Vorkommen eines Stärke abbauenden Enzyms im Speichel typische Merkmale von Herbivoren. Ein physiologisches Merkmal ist die Unfähigkeit des Menschen, Vitamin C zu synthetisieren, während Carnivore dazu in der Lage sind. Offensichtlich war Vitamin C in Form von pflanzlicher Kost immer ausreichend in der Ernährung des Menschen vorhanden.

Diese Indizien und weitere Erkenntnisse lassen laut Leitzmann auf eine überwiegend pflanzliche Ernährung des Menschen schließen, wobei eine rein vegetarische Ernährung nicht in der Natur des Menschen liegt, sondern eine kulturelle Erscheinung ist. [5]

---

[5] Vgl. Leitzmann: Vegetarismus, 2012, S. 42 f.

Darst. 2: Anatomische und physiologische Merkmale des Verdauungskanals bei
Pflanzenfressern und Fleischfressern

Merkmale	Pflanzenfresser (Herbivoren)	Fleischfresser (Carnivoren)
Maul- bzw. Mundöffnung	klein, Hautfalten bzw. Backentaschen	weit, z.T. bis zum Kiefergelenk
Zähne	schneiden und mahlen	reißen und festhalten
Kieferbewegung	vertikal und horizontal	vertikal
Schluckvorgang	schlucken	schlingen
Zunge	muskulös, kräftig, rau	dünn
Speichelsekretion	viel	wenig
ph-Wert des Speichels	alkalisch	sauer
Speichelenzyme	Amylase, Ptyalin	keine
Gärmagen	teilweise mehrere	keinen
Magensäuresekretion	schwach	stark
Magenverweildauer	lang	kurz
Darmoberfläche	Zotten	glatt
Dickdarmmuskeln	Tänien, Haustren	glatt
Unverdauliches	bakterieller Abbau von Zellulose	auflösen von Haaren, Knorpel und Knochen
Fäzesgeruch	unauffällig	stinkend
Verhältnis von Darm: Länge des Körpers*	groß (Schaf 20:1)	klein (Wolf 4:1)

Quelle: Leitzmann & Keller, 2010, S. 34.
* Mensch 12:1

4 Referenzwerte für die Nährstoffzufuhr

Der menschliche Körper ist dafür ausgelegt überwiegend pflanzliche Nahrung zu verwerten, sodass die vegane Ernährung, bezogen auf die anatomischen und physiologischen Gegebenheiten, vertretbar ist. Hinsichtlich der bedarfsgerechten Nährstoffversorgung ist indessen der Nährstoffbedarf von entscheidender Bedeutung.

Der Bedarf ist die Menge eines Nährstoffes bzw. die Menge an Energie, die gebraucht wird, um die Funktionen des Organismus aufrechtzuerhalten. Der Nährstoffbedarf des Menschen setzt sich aus dem Grundbedarf und dem Mehrbedarf zusammen. Der Grundbedarf ist die niedrigste Zufuhr eines Nährstoffes. Der Mehrbedarf stellt eine Steigerung des Grundbedarfs dar, wie er beispielsweise bei Wachstum, Schwangerschaft und Laktation vorhanden ist. Der durchschnittliche Nährstoffbedarf lässt sich jeweils nur für kleine und definierte Bevölkerungsgruppen mit ähnlichen Merkmalen wie Geschlecht und Alter bestimmen. Ausgehend von der Normalverteilung innerhalb dieser Gruppen, werden von nationalen und internationalen Fachgremien, beispielsweise von der Deutschen Gesellschaft für Ernährung, Referenzwerte für die Nährstoffzufuhr entwickelt. Eine Zufuhr in Höhe der Referenzwerte zielt auf die Vermeidung von Mangelernährung und auf Krankheitsprävention ab. Es werden dann entweder Empfehlungen, Schätzwerte oder Richtwerte ausgesprochen, die sich jeweils an eine definierte Bevölkerungsgruppe richten und für Einzelpersonen als Orientierungshilfe gedacht sind.

Empfehlungen geben demnach die empfohlene Zufuhr für die durchschnittliche tägliche Nährstoffzufuhr an, die ausreicht, um den Bedarf nahezu aller gesunden Individuen einer definierten Bevölkerungsgruppe zu decken. Empfehlungen werden für Protein, Linolsäure und die überwiegende Zahl der Vitamine und Mineralstoffe angegeben. Schätzwerte werden dann angegeben, wenn der tatsächliche Bedarf in Bezug auf einen bestimmten Nährstoff noch nicht ermittelt werden konnte. Dies gilt beispielsweise für einige Vitamine, Spurenelemente und sekundäre Pflanzenstoffe. Richtwerte hingegen regeln die Zufuhr nicht durch scharfe Grenzwerte, sondern nur in bestimmten Bereichen, die aus gesundheitspolitischer und ernährungswissenschaftlicher Sicht notwendig sind. Für Wasser, Fluorid und Ballaststoffe gibt es in diesem Sinne eine Begrenzung nach unten, für Fett, Cholesterol, Alkohol und Speisesalz eine Begrenzung nach oben.[6]

Den Referenzwerten für Säuglinge liegt ausschließliches Stillen bis zum 4. Monat zugrunde. Es ist davon auszugehen, dass voll gestillte Säuglinge während der ersten 4 Monate gut gedeihen, wenn die Nährstoffspeicher der Mutter entsprechend gefüllt sind und eine ausreichende Milchmenge vorhanden ist.[7] Im Folgenden wird aufgezeigt, wie sich die Versorgung mit Nahrungsenergie und den einzelnen Nährstoffen bei der veganen Ernährung von Säuglingen und Kindern im Detail darstellt.

---

[6] Vgl. DGE et al. (Hrsg.): Referenzwerte, 2001, S. 7-10.

[7] Vgl. DGE et al. (Hrsg.): Referenzwerte, 2001, S. 17 f.

5 Ernährungsphysiologische Bewertung veganer Ernährung bei Säuglingen und Kindern

Der menschliche Körper benötigt täglich ausreichende Mengen von Nährstoffen, um alle Körperfunktionen zu unterstützen. Die Nährstoffe setzen sich zusammen aus den Haupt- nährstoffen, zu denen die Kohlenhydrate, Fette und Proteine zählen, den Mineralstoffen und den Vitaminen. Für eine ernährungsphysiologische Bewertung der veganen Ernäh- rungsform bei Säuglingen und Kleinkindern werden insbesondere die Nährstoffe behan- delt, welche bei einer veganen Ernährung als potenziell kritisch zu betrachten oder Ge- genstand aktueller Diskussionen sind. Dazu werden ihre Funktion, ihr Vorkommen in Lebensmitteln und ihre Zufuhrempfehlung angeführt. Hinzugezogen werden die D-A-CH- Referenzwerte, welche von der Deutschen Gesellschaft für Ernährung (im Folgenden kurz: DGE) gemeinsam mit der Österreichischen Gesellschaft sowie der Schweizerischen Gesellschaft für Ernährung erarbeitet wurden.

5.1 Nahrungsenergie

Kohlenhydrate

Kohlenhydrate sind neben Fett wichtige Energielieferanten, bestehend aus Kohlenstoff und Wasser. Sie sind der Grundbaustein für Stärke und Zucker und werden nach der Anzahl ihrer Zuckerbausteine in Mono-, Die-, Oligo- und Polysaccharide unterteilt. Im Körper werden Zucker vor allem für die Bereitstellung von Energie genutzt. Kohlenhydrate sind also wichtig, um die Leistungsfähigkeit des Körpers zu erhalten. Neben Stärke und Zucker gehören auch Ballaststoffe in Form von Cellulose zu den Kohlenhydraten, welche zwar keine Energie liefern, aber die Verdauungsarbeit unterstützen. Da der menschliche Körper nicht dazu in der Lage ist, große Kohlenhydratmengen zu speichern, ist es wichtig, dem Körper regelmäßig kohlenhydrathaltige Lebensmittel zuzuführen. Sind die für etwa vierundzwanzig Stunden gespeicherten Kohlenhydratreserven aufgebraucht, greift der Körper auf zugeführte Fette oder vorhandene Fettreserven zurück.[8]

Die DGE empfiehlt, 55–60 % der täglich zugeführten Energie durch Kohlenhydrate aufzu- nehmen. Dabei sollten einfache Kohlenhydrate in Form von Zucker einen möglichst kleinen Teil ausmachen, da sie keinen weiteren Nährwert und einen geringen Sättigungs- grad haben. Komplexe Kohlenhydrate in Form von Stärke hingegen sollen einen mög- lichst großen Teil der zugeführten Kohlenhydrate ausmachen, da sie für einen langsamen und gleichmäßigen Anstieg des Blutzuckerspiegels und dementsprechend für ein gutes Sättigungsgefühl sorgen.[9]

---

[8] Vgl. Leitzmann: Vegetarische Ernährung, 2010, S. 187 f.

[9] Vgl. Suter: Checkliste Ernährung, 2008, S. 77.

Kohlenhydrate sind vor allem in pflanzlichen, in tierischen Nahrungsmitteln hingegen kaum vorhanden. Die komplexen Kohlenhydrate, die in Vollkornprodukten, Getreide, frischem Obst und Gemüse und Hülsenfrüchten vorkommen, sind der ideale Energielieferant für ein aktives Kind. Zudem sind in diesen Lebensmitteln Ballaststoffe und wertvolle Begleitstoffe enthalten.[10]

Fette

Neben den Kohlenhydraten sind auch Fette wichtige Energielieferanten. Überschüssiges Fett wird als Depotfett für Notzeiten gespeichert, dient aber auch der Isolierung, dem Schutz der Organe und hilft dem Körper die fettlöslichen Vitamine A, D, E und K aufzunehmen. Fette bestehen hauptsächlich aus Fettsäuren. Diese Fettsäuren unterscheiden sich hinsichtlich ihrer Länge und der Bindungsarten zwischen den einzelnen Atomen. Es gibt kurze, mittellange und lange Fettsäuren sowie gesättigte, einfach gesättigte und mehrfach gesättigte Fettsäuren. Ein wichtiger Bestandteil der Fettzufuhr sind die mehrfach ungesättigten Fettsäuren, insbesondere Linolsäure und Alpha-Linolensäure, die mit der Nahrung zugeführt werden müssen, also essentiell sind.[11]

Laut der DGE sollte die Fettzufuhr bei Säuglingen bis 11 Monate bei 35–50 % und bei Kindern im Alter 1–14 Jahren bei 30–40 % liegen. Bei Jugendlichen und Erwachsenen sollte die Fettzufuhr nicht mehr als 25–30 % der zugeführten Gesamtenergie ausmachen. Die Energiezufuhr durch essentielle Fettsäuren sollte bei Säuglingen 3,5–4 %, bei Kindern bis 3 Jahre 3 % und bei älteren Kindern und Jugendlichen 2,5 % ausmachen. Das Verhältnis von Omega-6-Fettsäuren zu Omega-3-Fettsäuren sollte hierbei in einem Verhältnis von 5:1 stehen.[12]

Kinder weisen eine geringere Magenkapazität, jedoch einen höheren Energiebedarf in Relation zu ihrer Körpergröße auf. Fett stellt eine sehr gute Energiequelle in der Kinderernährung dar. Besonders vegan ernährten Kindern, die mit der pflanzlichen Kost viele Ballaststoffe aufnehmen, liefert Fett die nötige Energie, ohne den Magen zu sehr zu füllen.

Gute Quellen für Omega-6-Fettsäuren sind Sonnenblumen-, Maiskeim- und Sojaöl sowie Margarine. Omega-3-Fettsäuren sind in Raps-, Walnuss-, Soja- und Leinöl, aber auch in Nüssen enthalten.[13] Gute Quellen für einfach ungesättigte Fettsäuren sind Oliven-, Raps- und Erdnussöl.[14]

---

[10] Vgl. DGE et al. (Hrsg.): Referenzwerte, 2001, S. 46.

[11] Vgl. Leitzmann: Vegetarische Ernährung, 2010, S. 189 f.

[12] Vgl. Leitzmann: Ernährung in Prävention und Therapie, 2005, S. 258.

[13] Vgl. Dickau: Die Nährstoffe , 2009, S. 13.

[14] Vgl. Koula-Jenik: Leitfaden Ernährungsmedizin, 2006, S. 24.

5.2 Proteine

Proteine, auch Eiweiße genannt, bestehen aus einzelnen Bausteinen, den Aminosäuren. In einem Protein sind bis zu zwanzig verschiedene Aminosäuren enthalten. Von diesen sind acht essentiell, also lebensnotwendig. Diese Proteinbausteine können vom Körper nicht selbst hergestellt und müssen mit der Nahrung aufgenommen werden. Proteine stellen die Stukturkomponente des Körpers dar. Ihre Hauptaufgabe besteht im Aufbau und der Erneuerung körpereigener Zellen, Hormone und Antikörper.[15]

Lebensmittel aus pflanzlichen Quellen enthalten weniger Proteine als Lebensmittel tierischen Ursprungs. Unter den pflanzlichen Lebensmitteln zählen Getreide und Hülsenfrüchte zu den bedeutendsten Proteinlieferanten. Für die Zufuhr ist entscheidend, welche Qualität, also welche biologische Wertigkeit das jeweilige Protein hat. Je ähnlicher die Aminosäurenzusammensetzung eines zugeführten Proteins im Vergleich zu der des körpereigenen Proteins ist, umso besser kann es der Körper verwerten und umso höher ist damit die biologische Wertigkeit. Proteine aus pflanzlichen Quellen haben meist eine geringere biologische Wertigkeit, welche durch eine Kombination verschiedener Nahrungsmittel aber aufgewertet werden kann.[16]

In den D-A-CH-Referenzwerten setzt sich die empfohlene, gewichtsbezogene Proteinzufuhr für Kinder und Jugendliche aus dem Erhaltungsbedarf von 0,63 g/kg Körpergewicht und Tag und dem Wachstumsbedarf zusammen. Der Proteinanteil für den Wachstumsbedarf sinkt von 60 % im ersten Lebensjahr auf 11 % im Alter von 2–5 Jahren. So ergibt sich eine stärkere Unterteilung für die empfohlene Proteinzufuhr pro Tag im ersten Lebensjahr, die bei Säuglingen unter einem Monat mit 2,7 g/kg, unter 2 Monaten mit 2,0 g/kg, unter 4 Monaten mit 1,5 g/kg, unter 6 Monaten mit 1,3 g/kg und bei Säuglingen unter 12 Monaten mit 1,1 g/kg Körpergewicht angegeben ist. Danach sinkt der Bedarf und liegt im Kindesalter bei etwa 1 g/kg Körpergewicht. Bei vegan ernährten Säuglingen und Kleinkindern muss auf eine entsprechend hohe Energiezufuhr geachtet werden. Unter diesen Umständen ist eine vielseitige und abwechslungsreiche Nutzung pflanzlicher Proteinquellen sinnig.[17]

Geeignete Proteinquellen sind unter anderem Nüsse, Hülsenfrüchte und Getreide. Unter den Hülsenfrüchten ist besonders die Sojabohne reich an Proteinen. So ist in dem daraus hergestellten Tofu 44 g/100 g enthalten. Erdnüsse enthalten 26 g/100 g und rohe Linsen 24 g/100 g.[18]

---

[15] Vgl. Leitzmann: Vegetarische Ernährung, 2010, S. 192 ff.

[16] Vgl. Leitzmann: Vegetarische Ernährung, 2010, S. 192 ff.

[17] Vgl. Leitzmann: Vegetarische Ernährung, 2010, S. 195.

[18] Vgl. www.dr-barbara-hendel.de (20.11.2012).

5.3 Vitamine

Vitamine sind essentielle Nährstoffe, die dem Körper täglich über die Nahrung zugeführt werden müssen, mit Ausnahme von Vitamin D, welches vom Körper selbst gebildet werden kann. Sie werden eingeteilt in die fettlöslichen Vitamine A, D, E und K sowie in die wasserlöslichen Vitamine Thiamin (B1), Riboflavin (B2), Pyridoxin (B6), Pantothensäure, Niacin, Biotin, Folat, Cobalamin (B12) und Ascorbinsäure (Vitamin C).[19]

Vitamine erfüllen eine Vielzahl an Funktionen und sind unter anderem an der Regulation und Steuerung des Stoffwechsels beteiligt.[20] Die Empfehlungen für die Vitaminzufuhr variieren und sind von mehreren Einflussfaktoren abhängig. Die meisten Vitamine sind in pflanzlichen Lebensmitteln ausreichend vorhanden, sodass keine Unterversorgung zu befürchten ist. Im Folgenden werden die Vitamine betrachtet, die bei einer veganen Ernährung als potenziell kritisch zu betrachten sind. Neben den Vitaminen A, B1, B2 und Folat sind insbesondere die Vitamine B12 und D Gegenstand aktueller Diskussionen.

Vitamin A

Das fettlösliche Vitamin A ist nur in tierischen Lebensmitteln zu finden. Zu Vitamin A zählt eine Vielzahl von Stoffgruppen, die im Körper ähnlich wirken. Am bekanntesten ist Retinol. Der Körper kann Vitamin A auch aus Vorstufen, den Carotinoiden, selbst synthetisieren. Das bekannteste und am häufigsten vorkommende Carotinoid ist das Beta-Karotin, welches auch als Provitamin A bezeichnet wird. Zu den Funktionen von Vitamin A gehören Zell- und Gewebewachstum sowie die Stärkung des Immunsystems. Zudem ist es essentiell für die Sehfähigkeit.[21]

Der Bedarf an Vitamin A wird in Retinol-Äquivalenten angegeben, wobei 1 Retinol-Äquivalent 1 µg Retinol oder 6 µg Beta-Karotin oder 12 µg anderer Carotinoide mit Provitamin A-Wirkung entspricht. Die Zufuhrempfehlungen pro Tag liegen für Säuglinge bis 4 Monate bei 0,5 mg-Äquivalent, für Säuglinge bis 12 Monate bei 6 mg-Äquivalent, für Kinder bis 15 Jahre zwischen 0,6 und 1,1 mg-Äquivalent. Bei diesen Angaben handelt es sich um Schätzwerte. Für Schwangere und Stillende wird ein Bedarf von 1,1–1,5 mg-Äqivalent angegeben.[22] Für Beta-Karotin gibt es keine genauen Zufuhrempfehlungen. Es wird jedoch ein Schätzwertbereich von 2–4 mg/Tag angegeben und auf eine unbedenkliche Aufnahme von bis zu 10 mg/Tag hingewiesen.[23]

---

[19] Vgl. Leitzmann: Vegetarische Ernährung, 2010, S. 195 f.

[20] Vgl. Leitzmann: Vegetarische Ernährung, 2010, S. 198.

[21] Vgl. Koula-Jenik: Leitfaden Ernährungsmedizin, 2006, S. 28.

[22] Vgl. DGE et al. (Hrsg.): Referenzwerte, 2001, S. 69.

[23] Vgl. DGE et al. (Hrsg.): Referenzwerte, 2001, S. 76.

Durch eine vegane Ernährung kann außer durch den Verzehr angereicherter Lebensmittel zwar kein Vitamin A zugeführt werden, der Körper kann dieses jedoch aus dem Beta-Karotin selbst synthetisieren. In einer vielseitigen veganen Ernährung stehen ausreichend Beta-Karotin-Quellen zur Verfügung.

Große Mengen Beta-Karotin sind in intensiv gefärbtem Grüngemüse wie Spinat, Brokkoli oder Grünkohl enthalten. Die Bioverfügbarkeit von Beta-Karotin hängt dabei von der Zubereitung ab. Die großen Karotinmengen in Möhren können beispielsweise nur durch entsprechende Zubereitung verfügbar gemacht werden, indem die Pflanzenzellen mechanisch aufgeschlossen werden. Dies geschieht beispielsweise durch das Entsaften oder Blanchieren.[24]

Nennenswerte Mengen Vitamin A sind unter anderem in Möhren mit 2,0 mg/100 g und Grünkohl mit 0,86 mg/100 g enthalten.[25]

Vitamin D

Vitamin D kommt fast ausschließlich in tierischen, aber auch in wenigen pflanzlichen Lebensmitteln vor, hier allerdings nur in geringen Mengen. Der Mensch kann in der Haut mit Hilfe von Sonnenlicht den überwiegenden Anteil an Vitamin D selbst bilden. Vitamin D nimmt Einfluss auf den Kalzium- und Phosphatstoffwechsel sowie auf den Knochenstoffwechsel und ist somit wichtig für Wachstum, Entwicklung und Erhaltung der Knochen, insbesondere bei Kindern.[26]

Die DGE hat für die Vitamin D-Zufuhr bei Kindern, Jugendlichen und Erwachsenen einen Schätzwert von 20 µg/Tag ermittelt.[27] In der Kindheit kann Rachitis die Folge eines Mangels an Vitamin D sein, eine Erkrankung des wachsenden Knochens mit gestörter Mineralisation der Knochen. Da Vitamin D nur in wenigen pflanzlichen Lebensmitteln vorkommt, ist der Bedarf an Vitamin D bei einer veganen Ernährung im Wesentlichen von der Eigenproduktion, also von der Sonneneinstrahlung auf die Haut, abhängig. Laut der DGE-Empfehlungen im Rahmen der D-A-CH-Referenzwerte sollten Säuglinge im ersten Lebensjahr unabhängig von der Sonnenbestrahlung eine zusätzliche Zufuhr von 10 µg/Tag bekommen, um einer Rachitis vorzubeugen. Kinder, Jugendliche, Schwangere und Stillende benötigen 5 µg/Tag, wenn die Eigenproduktion durch die UV-Strahlen nicht ausreichend ist.[28]

---

[24] Vgl. DGE et al. (Hrsg.): Referenzwerte, 2001, S. 75.

[25] Vgl. www.vitalstoff-lexikon.de (22.11.2012).

[26] Vgl. Müller: Vitamine und Mineralstoffe, 2008, S. 30.

[27] Vgl. www.dge.de (22.11.2012).

[28] Vgl. DGE et al. (Hrsg.): Referenzwerte, 2001, S. 79 ff.

Nur wenige pflanzliche Lebensmittel enthalten in geringen Mengen Vitamin D. Dazu zählen beispielsweise einige Speisepilze wie Pfifferlinge, die 2,1 µg Vitamin D/100 g und Champignons, die 1,9 µg Vitamin D/100 g enthalten.[29]

Bei einer unzureichenden Eigenproduktion ist eine zusätzliche Zufuhr durch angereicherte Lebensmittel und Supplemente nötig, um die angegebenen Schätzwerte zu erreichen.[30]

Vitamin B1 (Thiamin)

Vitamin B1, Thiamin genannt, kommt sowohl in tierischen als auch in pflanzlichen Lebensmitteln vor. Es wird hauptsächlich benötigt, um Kohlenhydrate abzubauen und zu speichern.[31] Zudem unterstützt Vitamin B1 den Stoffwechsel des zentralen und peripheren Nervensystems.[32]

Die Schätzwerte für die tägliche Zufuhr sind bei Säuglingen bis 4 Monate mit 0,2 mg, bei Säuglingen bis 12 Monate mit 0,4 mg und bei Kindern bis 15 Jahre mit 0,6–1,1 angegeben. Schwangere und Stillende haben einen Bedarf von 1,2–1,4 mg/Tag.

Ein Mangel kann sich durch abnehmende körperliche und geistige Leistungsfähigkeit bemerkbar machen und den Kohlenhydratstoffwechsel stören.

Eine pflanzliche Ernährung liefert große Mengen an Thiamin und ist in Vollkornprodukten, besonders in Haferflocken sowie in Hülsenfrüchten und Kartoffeln vorhanden.[33] In Haferflocken sind 0,65 mg/100 g, in Erbsen 0,76 mg/100 g und in Kartoffeln, Brokkoli oder Blumenkohl 0,10 mg/100 g enthalten.[34]

Vitamin B2 (Riboflavin)

Vitamin B2 kommt sowohl in tierischen als auch in einigen pflanzlichen Nahrungsmitteln vor. Vitamin B2, auch Riboflavin genannt, gehört zu den wasserlöslichen Vitaminen und nimmt als Bestandteil von Enzymen unter anderem am Energiestoffwechsel und am Fettsäurenstoffwechsel teil.[35]

Die Schätzwerte für die tägliche Zufuhr sind bei Säuglingen bis 4 Monate mit 0,3 mg, bei Säuglingen bis 12 Monate mit 0,4 mg und bei Kindern bis 15 Jahre mit 0,7–1,6 mg angegeben. Schwangere und Stillende haben einen Bedarf von 1,5–1,6 mg/Tag. Eine Unter-

---

[29] Vgl. www.peta.de (22.11.2012).

[30] Vgl. www.dge.de (22.11.2012).

[31] Vgl. Leitzmann: Vegetarische Ernährung, 2010, S. 198.

[32] Vgl. Koula-Jenik: Leitfaden Ernährungsmedizin, 2006, S. 38.

[33] Vgl. DGE et al. (Hrsg.): Referenzwerte, 2001, S. 101 f.

[34] Vgl. www.vitalstoff-lexikon.de (24.11.2012).

[35] Vgl. Suter: Checkliste Ernährung, 2008, S. 107 ff.

versorgung mit Vitamin B2 kann unter Umständen Wachstumsstörungen oder Stoffwechselstörungen zur Folge haben.[36]

Gute Riboflavinquellen sind einige Gemüsesorten und Vollkornprodukte sowie Sojabohnen.[37] Sojabohnen haben einen Vitamin B2-Gehalt von 0,50 mg/100 g, Linsen 0,26 mg/100 g und Haferflocken 0,15 mg/100 g Nahrungsmittel.[38]

Vitamin B12 (Cobalamin)

Bei dem Vitamin B12 handelt es sich um ein Vitamin, das ausschließlich von Mikroorganismen synthetisiert werden kann. Es kommt hauptsächlich in tierischen Produkten vor und nur in sehr geringen Mengen in pflanzlichen Lebensmitteln.[39]

Vitamin B12 nimmt als Koenzym an verschiedenen Stoffwechselvorgängen teil. Es ist an der DNA-Synthese und an der Aktivierung von Folsäure beteiligt.[40]

Die Schätzwerte für die tägliche Zufuhr sind bei Säuglingen bis 4 Monate mit 0,4 mg, bei Säuglingen bis 12 Monate mit 0,8 mg und bei Kindern bis 15 Jahre mit 1,0–3,0 mg angegeben. Schwangere und Stillende haben einen Bedarf von 3,5–4,0 mg/Tag.[41]

Das Vitamin B12 kann im Körper über mehrere Jahre gespeichert werden. Ein Mangel an Vitamin B12 kann zu einer Blutarmut (megaloblastische Anämie) und zu neurologischen Störungen führen.[42] Bei einer pflanzlichen Ernährung muss Vitamin B12 durch angereicherte Lebensmittel und Supplemente aufgenommen werden, da es keine angemessenen pflanzlichen Quellen gibt.

Folat

Folate kommen in tierischen und in pflanzlichen Nahrungsmitteln vor. Es wird zwischen Folaten, die in der Natur vorkommen und industriell hergestellter Folsäure unterschieden. Im Körper spielt Folsäure bei Wachstumsprozessen und der Zellteilung eine Rolle. Da sich die blutbildenden Zellen im Knochenmark sehr häufig teilen, ist eine ausreichende Versorgung mit dem Vitamin wichtig für die Blutbildung.

Bei den Empfehlungen für die Zufuhr handelt es sich um Schätzwerte, die in Folat-Äquivalenten angegeben werden. Demnach ist 1 µg Folat-Äquivalent gleichzusetzen mit

---

[36] Vgl. DGE et al. (Hrsg.): Referenzwerte, 2001, S. 105.

[37] Vgl. DGE et al. (Hrsg.): Referenzwerte, 2001, S. 107.

[38] Vgl. www.vitalstoff-lexikon.de (25.11.2012).

[39] Vgl. Koula-Jenik: Leitfaden Ernährungsmedizin, 2006, S. 47.

[40] Vgl. Leitzmann: Ernährung in Prävention und Therapie, 2005, S. 52.

[41] Vgl. DGE et al. (Hrsg.): Referenzwerte, 2001, S. 131.

[42] Vgl. DGE et al. (Hrsg.): Referenzwerte, 2001, S. 132.

1 µg Nahrungsfolat oder 0,5 µg synthetischer Folsäure. Der Bedarf ist für Säuglinge bis 4 Monate mit 60 µg/Tag, bei Säuglingen bis 12 Monate mit 80 µg/Tag und bei Kindern bis 15 Jahre mit 200–400 µg/Tag angegeben. Schwangere und Stillende haben einen Bedarf von 600 µg/Tag. Ein Folatmangel kann eine Blutarmut (megaloblastische Anämie) zur Folge haben und sich auf die Schleimhäute auswirken.

Verschiedene Gemüsearten sind natürliche Quellen für Folat. Dazu gehören Kohlarten wie Weißkohl mit 790 µg/100 g und grünes Blattgemüse wie Spinat mit 480 µg/100 g.[43] Des Weiteren enthält Vollkornbrot 360 µg/100 g und ist somit ein guter Folatlieferant.[44]

5.4 Mineralstoffe

Mineralstoffe sind anorganische Nährstoffe, die für den Organismus essentiell sind. Sie kommen sowohl in pflanzlichen als auch in tierischen Lebensmitteln vor und erfüllen unterschiedliche physiologische Aufgaben.[45] Mineralstoffe werden entsprechend ihrer täglichen Zufuhr in Mengenelemente und Spurenelemente eingeteilt. Mengenelemente kommen im Körper mit einer Konzentration von über 50,0 mg/kg Körpergewicht vor und Spurenelemente mit einer Konzentration von unter 50,0 mg/kg Körpergewicht. Zu den Mengenelementen zählen Kalzium, Magnesium, Natrium, Chlorid, Phosphor, Schwefel und Kalium. Die Ausnahme stellt Eisen dar, das trotz einer Konzentration von 60,0 mg/kg Körpergewicht zu den Spurenelementen gezählt wird. Weitere Spurenelemente sind Jod, Fluor, Selen, Kupfer, Zink, Nickel, Mangan, Molybdän, Chrom und Kobalt.[46]

Im Folgenden werden das Mengenelement Kalzium sowie die Spurenelemente Zink, Eisen und Jod hinsichtlich ihrer Funktion und ihrer Zufuhrempfehlungen betrachtet.

Kalzium

Kalzium ist ein Erdalkalimetall, das in pflanzlichen und tierischen Produkten vorkommt. Es handelt sich um den Mineralstoff mit der höchsten Konzentration im Körper. Kalzium liegt zu 99,0 % im menschlichen Knochen vor. Es ist für den Aufbau von Knochen und Zähnen verantwortlich.[47] Des Weiteren spielt es eine wichtige Rolle bei der Blutgerinnung, bei der Stabilisierung der Zellwände sowie bei der neuromuskulären Erregbarkeit. Kalzium reguliert zudem auch die Hormonausschüttung und die Enzymaktivitäten.[48]

---

[43] Vgl. www.folsan.de (27.11.2012a).

[44] Vgl. www.folsan.de (27.11.2012b).

[45] Vgl. Leitzmann: Vegetarische Ernährung, 2010, S. 201 f.

[46] Vgl. Leitzmann: Ernährung in Prävention und Therapie, 2005, S. 59, 79.

[47] Vgl. Leitzmann: Ernährung in Prävention und Therapie, 2005, S. 62.

[48] Vgl. Suter: Checkliste Ernährung, 2008, S. 138.

Die Schätzwerte für die empfohlene Zufuhr sind bei Säuglingen bis 4 Monate mit 220 mg/Tag, bei Säuglingen bis 12 Monate mit 400 mg/Tag und bei Kindern bis 15 Jahre mit 600–1200 mg/Tag angegeben. Schwangere und Stillende haben, so wie Erwachsene ab einem Alter von 19 Jahren, einen Bedarf von 1000 mg/Tag.[49]

Aufgrund des Knochenwachstums haben Säuglinge, Kleinkinder und Kinder in der Pubertät haben einen erhöhten Bedarf. In dieser Zeit sollte deshalb auf die ausreichende Zufuhr von Kalzium und Vitamin D geachtet werden, damit sich die Knochensubstanz optimal entwickeln kann. Ein Mangel erhöht das Risiko für Osteoporose im Alter und kann im Kindesalter Rachitis zur Folge haben. Eine ausreichende Zufuhr an Vitamin D ist wichtig, da Vitamin D die Kalziumaufnahme verbessert und zugleich auch die Kalziumausscheidung verringert.

Viele pflanzliche Lebensmittel sind gute Kalziumlieferanten, auch wenn die Kalziumaufnahme durch verschiedene Hemmstoffe in der pflanzlichen Nahrung gehemmt werden kann. Jedoch ist nicht nur die Kalziumaufnahme von Bedeutung, sondern auch die Kalziumausscheidung, welche insbesondere durch tierische Proteine gesteigert wird. Bei einer pflanzlichen Ernährung wird zwar weniger Kalzium aufgenommen, dafür aber auch weniger ausgeschieden.

Gute pflanzliche Kalziumlieferanten sind Grünkohl mit 212 mg/100 g sowie Tofu mit 105 mg/100 g oder gekochter Brokkoli mit 87 mg/100 g.[50]

Zink

Zink ist ein Schwermetall, das im Körper mit einer Gesamtmenge von etwa 2,0 g vorliegt. Es ist als Bestandteil oder Aktivator von Enzymen unter anderem an Vorgängen des Protein-, Kohlenhydrat-, Nukleinsäure- und Fettstoffwechsels beteiligt. Außerdem ist es wichtig für die Aktivierung von Hormonen und Rezeptoren sowie für Wachstum, Entwicklung und Regeneration. Des Weiteren unterstützt Zink das Immunsystem.

In den D-A-CH-Referenzwerten werden Zufuhrempfehlungen in Form von Schätzwerten angegeben, die für Säuglinge bis 4 Monate 1,0 mg/Tag, für Säuglinge bis 12 Monate 2,0 mg/Tag, für Kinder bis 15 Jahre 3,0–9,5 mg/Tag betragen. Bei Schwangeren und Stillenden wird eine Empfehlung von 10–11 mg/Tag ausgesprochen.

Ein Zinkmangel macht sich aufgrund der funktionellen Vielfalt von Zink in den Stoffwechselvorgängen bemerkbar, sodass vermindertes Wachstum, schlechtere Wundheilung, Appetitlosigkeit, eingeschränktes Geruchs- und Geschmacksempfinden, Haut- und Hornhautveränderungen, Sehstörungen sowie Immunschwäche die Folge sein können. Insbesondere bei jungen Kindern kann bereits eine geringe Zinkunterversorgung zu einer

---

[49] Vgl. DGE et al. (Hrsg.): Referenzwerte, 2001, S. 159.

[50] Vgl. www.vebu.de (28.11.2012).

Verzögerung der physischen und neuropsychologischen Entwicklung führen, und das Risiko für lebensbedrohliche Infektionen steigern.[51]

Pflanzliche Lebensmittel können nutzbare Zinkquellen darstellen. Einen hohen Zinkgehalt weisen Kürbiskerne mit 7,0 mg/100 g auf. Haferflocken enthalten 4,1 g/100 g, Linsen 3,7 g/100 g und Naturreis 1,5 g/100 g.[52]

Eisen

Eisen ist ein Metall, das mit einer Konzentration von 50,0–60,0 mg/kg Körpergewicht vorliegt. Es kommt in tierischen und pflanzlichen Nahrungsmitteln vor. Eisen ist Bestand-teil des roten Blutfarbstoffs Hämoglobin und übernimmt dadurch eine wichtige Funktion beim Sauerstofftransport. Im Muskel ist es ein Baustein des Myglobins und somit an der Speicherung von Sauerstoff im Muskel beteiligt.[53] Weitere Aufgaben des Eisens sind die Beteiligung an der Energiegewinnung bei der Atmungskette, an der Zellbildung und an der Synthese verschiedener Transmitter und Hormone.[54]

In den D-A-CH-Referenzwerten werden Zufuhrempfehlungen in Form von Schätzwerten angegeben, die für Säuglinge bis 4 Monate 0,5 mg/Tag, für Säuglinge bis 12 Monate 8 mg/Tag und für Kinder bis 15 Jahre 8–15 mg/Tag betragen. Bei Schwangeren und Stillenden wird eine Empfehlung von 30 mg/Tag und 20 mg/Tag angegeben.

Besonders in den ersten beiden Lebensjahren besteht bei Kindern ein erhöhtes Risiko, einen Eisenmangel zu entwickeln, da die Eisenzufuhr in diesen Wachstumsphasen oft nicht ausreicht. Die unzureichende Eisenzufuhr kann eine Anämie zur Folge haben, welche die Intelligenzentwicklung stört.[55]

Eisen aus pflanzlichen und tierischen Lebensmitteln müssen biochemisch unterschieden werden. Man unterscheidet zwischen Hämeisen und Nicht-Hämeisen. Hämeisen aus tierischen Quellen besitzt eine höhere Bioverfügbarkeit als das Nicht-Hämeisen, das sowohl in pflanzlichen als auch in tierischen Lebensmitteln enthalten ist. Mit einer vega-nen Kost wird demnach ausschließlich Nicht-Hämeisen zugeführt.

Zu den eisenhaltigen Lebensmitteln gehören unter anderem Amaranth mit 9,0 mg/100 g, Trockenpfirsiche mit 6,5 mg/100 g und getrocknete Linsen mit 8,0 mg/100 g.[56]

---

[51] Vgl. DGE et al. (Hrsg.): Referenzwerte, 2001, S. 191 f.

[52] Vgl. www.vebu.de (29.11.2012)

[53] Vgl. Leitzmann: Ernährung in Prävention und Therapie, 2005, S. 63.

[54] Vgl. Koula-Jenik: Leitfaden Ernährungsmedizin, 2006, S. 63.

[55] Vgl. DGE et al. (Hrsg.): Referenzwerte, 2001, S. 174 f.

[56] Vgl. www.vebu.de (30.11.2012).

Jod

Jod ist ein Nichtmetall, gehört zu der Gruppe der Halogene und kommt im Boden und in tierischen sowie auch in pflanzlichen Lebensmitteln vor. Es ist Bestandteil der Schilddrüsenhormone und nimmt somit Einfluss auf das Wachstum, die Knochenbildung, die Thermoregulation des Körpers und auf die verschiedenen Stoffwechselvorgänge von Proteinen, Kohlenhydraten, Lipiden sowie auf das Nervensystem.[57]

Die Schätzwerte für die empfohlene Zufuhr von Jod sind in den D-A-CH-Referenzwerten für Deutschland und Österreich bei Säuglingen bis 4 Monate mit 40 µg/Tag, bei Säuglingen bis 12 Monate mit 80 µg/Tag und bei Kindern bis 15 Jahre mit 100-200 µg/Tag angegeben. Für Schwangere und Stillende ist ein Bedarf von 230–260 µg/Tag angegeben.[58]

Eine dauerhaft unbefriedigende Jodversorgung kann Beeinträchtigungen der motorischen und geistigen Leistungsfähigkeit zur Folge haben, während ein Jodmangel im Säuglings- und Kleinkindalter mit Störungen der Gehirnreife, des Wachstums und der geistigen Entwicklung einhergehen kann. Des Weiteren können das Skelett und andere Organe geschädigt werden.[59]

Um einen Jodmangel zu verhindern, sollte im Haushalt ausschließlich mit Jod angereichertes Speisesalz verwendet werden, da nur wenige pflanzliche Lebensmittel einen nennenswerten Jodgehalt haben. Jodiertes Speisesalz weist einen Gehalt von 2000 µg/100 g, Brokkoli 15 µg/100 g und Weizenbrot 6 µg/100 g auf. Auch Cashew-Kerne sind mit 10,0 µg/100 g neben gerösteten Erdnüssen mit 14,0 µg/100 g nennenswerte Jodquellen.

---

[57] Vgl. Leitzmann: Ernährung in Prävention und Therapie, 2005, S. 70.

[58] Vgl. DGE et al. (Hrsg.): Referenzwerte, 2001, S. 179.

[59] Vgl. www.vebu.de (01.12.2012).

6 Verbesserung der Nährstoffversorgung

Um eine bessere Nährstoffausnutzung und eine bedarfsgerechte Nährstoffversorgung zu erzielen, müssen einige Besonderheiten im Umgang mit den Lebensmitteln beachtet werden. Im folgenden Abschnitt werden einige Besonderheiten dargestellt. Des Weiteren werden Nahrungsergänzungsmittel thematisiert.

6.1 Bioverfügbarkeit

Die Menge eines Nährstoffs, die ein Lebensmittel enthält, ist alleine noch nicht aussagekräftig dafür, wie viel von dieser Menge letztendlich vom Körper verwertet wird. Wie gut die Nährstoffe aus der konsumierten Nahrung vom Körper aufgenommen werden können, hängt von der Bioverfügbarkeit der Nährstoffe ab. Zahlreiche Faktoren können die Bioverfügbarkeit von Nährstoffen beeinflussen. Zu diesen Einflussfaktoren gehören nach Leitzmann insbesondere Nährstoffverluste durch:

- Hitze (Vitamine)
- Licht (Vitamine)
- Sauerstoff (Vitamine)
- Wässern (Vitamine, Mineralstoffe)
- ...
- starke Verarbeitung der Lebensmittel (Vitamine, Mineralstoffe)
- Proteingehalt und Aminosäurenzusammensetzung der Kost (Mineralstoffe)
- Fettsäurenzusammensetzung der Kost (Mineralstoffe)
- Ballaststoffgehalt der Kost (Mineralstoffe)
- Wechselwirkungen mit anderen Nährstoffen (Vitamine, Mineralstoffe)
- Härtegrad des Trinkwassers (Mineralstoffe)
- Schwermetallgehalt der Nahrung (Mineralstoffe)[60]

Für bestimmte Nährstoffe ist das Wissen um deren Bioverfügbarkeit erforderlich, um physiologische Bedarfszahlen in praktische Zufuhrempfehlungen umsetzen zu können, beziehungsweise sich diesen anzunähern. Das Ausmaß nötiger Anpassungen variiert je nach Nährstoff, Ernährungsgewohnheiten und anderer Faktoren. Das Wissen um die Bioverfügbarkeit von Nährstoffen hilft, Speisepläne zu optimieren. Insbesondere bei einer veganen Ernährung muss der Aspekt der Bioverfügbarkeit von Nährstoffen berücksichtigt werden, um eine bedarfsdeckende Zufuhr aller wichtigen Nährstoffe, besonders bei Kindern zu gewährleisten.

---

[60] Leitzmann: Vegetarismus, 2012, S. 83.

6.1.1 Zubereitung von Nahrungsmitteln

Vitamine sind organische Nahrungsbestandteile und somit empfindlich gegenüber Verarbeitungsprozessen. Die Bioverfügbarkeit von Vitaminen wird deshalb wesentlich von der Art der Zubereitung beeinflusst und beispielsweise durch langes Kochen erheblich verschlechtert. Mineralstoffe hingegen sind anorganische Nahrungsbestandteile, die in ionisierter Form vorliegen und somit nicht durch chemische Zersetzungsprozesse zerstört werden können. Mineralstoffe sind jedoch wasserlöslich, sodass langes Wässern sowie das Kochen in viel Wasser vermieden werden sollte. Das Kochwasser sollte man aus diesem Grund weiterverarbeiten.[61] Leitzmann fasst diesen Sachverhalt wie folgt zusammen:

> „Nährstoffverluste durch Transport, Lagerung, Verarbeitung und Zubereitung sind bei fast allen Lebensmitteln unvermeidlich. Dies sollte bei der Verwendung von Nährstofftabellen berücksichtigt werden, denn von den dort angegebenen Vitaminen und Mineralstoffgehalten kann nur eingeschränkt auf die tatsächlich verzehrten Mengen geschlossen werden. Abgesehen davon sind die Nährstoffgehalte, vor allem Mineralstoffe, bei pflanzlichen Lebensmitteln … starken Schwankungen unterworfen. Eine hohe Bioverfügbarkeit der Nährstoffe kann insbesondere durch eine schonende Zubereitung gewährleistet werden."[62]

Besonders hinsichtlich des erhöhten Nährstoffbedarfs von Kindern ist ein umfangreiches Ernährungswissen, auch hinsichtlich der Lagerung und Zubereitung pflanzlicher Lebensmittel wichtig.

6.1.2 Zusammenstellung von Nahrungsmitteln

Einige Nährstoffe können durch die Anwesenheit anderer Nährstoffe besser vom Körper aufgenommen werden. Umgekehrt können einige Nährstoffe jedoch die Bioverfügbarkeit anderer Nährstoffe herabsetzen. Einige Aspekte werden im Folgenden näher ausgeführt.

Protein

Proteine aus pflanzlichen Nahrungsmitteln haben grundsätzlich eine geringere biologische Wertigkeit als Proteine tierischen Ursprungs. Ihre biologische Wertigkeit kann jedoch durch die Kombination verschiedener Proteinquellen verbessert werden. Dies wäre bei der Kombination von Getreide und Hülsenfrüchten der Fall.[63]

Der Proteingehalt der Nahrung wirkt sich jedoch auch negativ auf verschiedene Mineralstoffe aus, sodass eine hohe Proteinzufuhr beispielsweise zu einer gesteigerten Kalziumausscheidung und zu einer verminderten Resorption von Magnesium führt.[64]

---

[61] Vgl. Leitzmann: Vegetarismus, 2012, S. 83 f.

[62] Leitzmann: Vegetarismus, 2012, S. 85.

[63] Vgl. Petter, Pohlmann: Nährwerttabelle, 2007, S. 13. Verfügbar unter: www.vegan.at (02.12.2012).

[64] Vgl. Leitzmann: Vegetarismus, 2012, S. 84.

Kalzium

Mineralstoffe bilden mit anderen Substanzen, wie die in Pflanzen enthaltenen organischen Säuren Oxalsäure und Phytinsäure, schwer lösliche Komplexe, sodass Mineralstoffe wie Kalzium und Zink dem Körper nicht mehr zur Verfügung stehen. Die Verfügbarkeit von Kalzium wird demnach durch die gleichzeitige Aufnahme von Phytinsäure oder Oxalsäure gehemmt. Oxalsäure kommt in Gemüse wie Spinat, Mangold und Rhabarber vor, weshalb die entsprechenden Lebensmittel trotz hohen Kalziumgehalts keine guten Quellen für verfügbares Kalzium sind.[65] Phytinsäure kommt in der Natur als Phytat in vielen Lebensmitteln vor, so auch in Hülsenfrüchten, Getreide und Ölsaaten.[66]

Dahingegen kann die Kalziumaufnahme durch Vitamin D, Vitamin A (grünes und gelbes Gemüse), Vitamin C (Zitrusfrüchte, Kohl, Paprika), Eisen, Phosphat (Sojabohnen, Erbsen, Nüsse) und Magnesium (Hülsenfrüchte, Sonnenblumenkerne) verbessert werden.[67]

Zink

Auch die Verfügbarkeit von Zink wird durch die gleichzeitige Aufnahme von Phytinsäure oder Oxalsäure gehemmt. Die Zinkresorption wird zudem durch die gleichzeitige Aufnahme von Tanninen (pflanzliche Gerbstoffe), Ballaststoffen, Eisen, Kupfer und Kalzium verschlechtert.[68]

Verbessert wird sie durch eine Kombination mit Protein oder Zitronensäure wie auch durch das Einweichen von Getreide und Hülsenfrüchten.[69]

Eisen

Auch die Eisenresorption wird durch Tannine verschlechtert, die beispielsweise in Kakao und in grünem und schwarzem Tee vorkommen sowie durch die bereits erwähnte Oxalsäure. Des Weiteren wird die Eisenaufnahme durch die gleichzeitige Aufnahme von Ballaststoffen, Kalzium, Zink und Phytinsäure gehemmt.[70]

Die Verfügbarkeit von Eisen kann jedoch auch verbessert werden, indem gleichzeitig Vitamin C oder andere organische Säuren aufgenommen werden. Auch Methoden der Nahrungsmittelzubereitung haben eine fördernde Wirkung auf die Eisenaufnahme. Ein Beispiel hierfür ist das Einweichen und Keimen von Getreide und Samen.[71]

---

[65] Vgl. Petter, Pohlmann: Nährwerttabelle, 2007, S. 15. Verfügbar unter: www.vegan.at (02.12.2012).

[66] Vgl. www.dge.de (02.12.2012)

[67] Vgl. www.veganekinder.de (02.12.2012).

[68] Vgl. www.veganekinder.de (02.12.2012).

[69] Vgl. www.peta.de (02.12.2012).

[70] Vgl. www.veganekinder.de (04.12.2012).

[71] Vgl. Petter, Pohlmann: Nährwerttabelle, 2007, S. 16. Verfügbar unter: www.vegan.at (04.12.2012).

Durch einen besonderen Umgang mit den aufgeführten Nährstoffen kann eine bessere Nährstoffversorgung erreicht werden. Dabei ist neben der Lagerung und Zubereitung der Lebensmittel auch die Speisenzusammenstellung von Bedeutung, da die An- oder Abwesenheit einiger Stoffe die Bioverfügbarkeit der Nährstoffe verbessern oder verschlechtern können.

6.2 Nahrungsergänzungsmittel und angereicherte Lebensmittel

Einige Nährstoffe lassen sich trotz möglicher Verbesserung der Bioverfügbarkeit nur bedingt oder gar nicht durch eine vegane Ernährung abdecken. Aus diesem Grund empfiehlt es sich, diese zu substituieren oder in Form von angereicherten Lebensmitteln aufzunehmen.

Nahrungsergänzungsmittel sind laut der Nahrungsergänzungsmittelverordnung definiert als Lebensmittel, die die Ernährung ergänzen und Nährstoffe sowie andere Stoffe in konzentrierter Form enthalten. Sie bestehen entweder aus einem Nährstoff bzw. einem Stoff oder aus einer Kombination mehrerer Stoffe mit ernährungsspezifischer und physiologischer Wirkung. Dazu gehören beispielsweise Vitamine, Mineralstoffe, Aminosäuren und essentielle Fettsäuren. Erhältlich sind Nahrungsergänzungsmittel in Form von Kapseln, Pastillen, Tabletten sowie Pulverbeuteln, Flüssigampullen und Flaschen. Im Gegensatz zu anderen Lebensmitteln gibt es für Nahrungsergänzungsmittel eine Verzehrsempfehlung.[72]

Bei einer ausgewogenen Ernährung bekommt der Körper alle Nährstoffe, die er braucht. Durch eine vegane Ernährung lassen sich einige Nährstoffe nur bedingt oder gar nicht abdecken, insbesondere dann, wenn die zur Verfügung stehenden Nahrungsmittel nicht sorgfältig ausgewählt und kombiniert werden. Auf der anderen Seite kann eine unausgewogene Ernährung nicht durch die Einnahme von Nahrungsergänzungsmitteln ausgeglichen werden. Nur in bestimmten Fällen ist eine gezielte Ergänzung der Nahrung mit einzelnen Nährstoffen sinnvoll. Dies betrifft einen festgestellten Nährstoffmangel sowie den bestehenden Mehrbedarf bei schwangeren und stillenden Frauen und auch bei Säuglingen und Kindern.[73]

---

[72] Vgl. www.gesetze-im-internet.de (08.12.2012).

[73] Vgl. www.dge.de (08.12.2012).

7 Schwangerschaft und Stillzeit

In der Schwangerschaft und Stillzeit gelten andere Bewertungsmaßstäbe für die Bedarfsdeckung durch eine vegane Ernährung bei der Mutter sowie beim Kind. Im folgenden Abschnitt werden die Besonderheiten diesbezüglich dargestellt.

7.1 Schwangere und stillende Frauen

Eine bewusste Lebensführung, bei der auch auf eine hochwertige und ausgewogene Ernährung geachtet wird, fördert die gesunde Entwicklung des ungeborenen Kindes. Mit Beginn der Schwangerschaft steigt der Bedarf an verschiedenen Nährstoffen. Wenn dieser nicht durch eine entsprechende Ernährung ausgeglichen wird, greift der Körper der Mutter auf seine Reserven zurück, um das Kind ausreichend zu versorgen. Bei werdenden Müttern, die sich vegan ernähren, besteht ein erhöhtes Risiko einer Unterversorgung mit essenziellen Nährstoffen. Dies betrifft laut Leitzmann in erster Linie die Versorgung mit Protein, Kalzium, Magnesium, Eisen, Jod, Zink und den meisten Vitaminen.[74] Wird die Schwangerschaft bereits mit zu geringen Reserven begonnen, können Schwangerschaftskomplikationen und fötale Entwicklungsstörungen die Folge sein.[75]

Sind die mütterlichen Speicher nicht ausreichend gefüllt, sind zudem die Reserven für die Stillzeit nicht ausreichend. Während der Stillzeit ist der Bedarf an vielen Nährstoffen noch höher als in der Schwangerschaft, denn neben der Versorgung des Säuglings muss die Mutter Nährstoffbestände in ihrem Körper erhalten und Verluste aus der Schwangerschaft ausgleichen. Bei veganer Ernährung der Mutter während der Stillzeit ist eine sorgfältige Lebensmittelzusammenstellung, die dem erhöhten Nährstoffbedarf angepasst ist, bedeutend. Als kritische Nährstoffe während der Stillzeit gelten besonders Protein, Kalzium, Eisen und Jod sowie Vitamin D, Vitamin B12 und Folsäure.[76] Veganerinnen sollten ihre Ernährung während der Stillzeit sorgfältig planen, um Defizite in ihrer eigenen Versorgung und der des Kindes zu vermeiden. Sinnvoll ist eine kompetente Ernährungsberatung. Alle stillenden Frauen sollten bei einer diagnostizierten unzureichenden Nährstoffversorgung auf Nahrungsergänzungsmittel zurückgreifen.[77] Ernährt sich die Mutter bedarfsgerecht, ist nicht mit einer Unterversorgung des Säuglings zu rechnen. Da die Nährstoffversorgung von vollgestillten Säuglingen von der Ernährung der Mutter abhängig ist, liegt der Schwerpunkt der Arbeit auf der Ernährung von nicht vollgestillten Säuglingen und Kleinkindern, welche bereits Beikost zugeführt bekommen oder gar nicht mehr gestillt werden.

---

[74] Vgl. Leitzmann: Vegetarismus, 2012, S. 90.

[75] Vgl. Leitzmann: Vegetarismus, 2012, S. 93.

[76] Vgl. www.hormon-center.de (10.12.2012).

[77] Vgl. Leitzmann: Vegetarische Ernährung, 2010, S. 287.

7.2 Muttermilch

Unabhängig von der Ernährungsweise haben alle Kinder aufgrund ihres Wachstums einen höheren Bedarf an Eisen, Kalzium, Jod und Fluorid als Erwachsene. Bei einer veganen Ernährung stellen außerdem die Energie- und Fettaufnahme wegen der geringen Energiedichte pflanzlicher Nahrung und die Versorgung mit Proteinen, Vitamin D, Vitamin B12 und Zink ein Problem dar.[78]

Muttermilch ist die beste Nahrung für den Säugling während der ersten vier bis sechs Monate. Entsprechend empfiehlt die Nationale Stillkommission in Deutschland, in Anlehnung an die Weltgesundheitsorganisation, kurz WHO, möglichst sechs Monate ausschließlich zu stillen. Auch eine kürzere Stilldauer wird für sinnvoll gehalten, wenn sechsmonatiges ausschließliches Stillen für Mütter nicht durchführbar ist.[79] Die Nährstoffgehalte sind den Wachstumsbedürfnissen und Stoffwechselleistungen des Kindes optimal angepasst. Die Zusammensetzung der Muttermilch ist von verschiedenen Faktoren abhängig und wird neben genetischen Faktoren von den mütterlichen Reserven sowie der Ernährung der Mutter vor und während der Stillzeit beeinflusst.[80] Ein Problem stellt die Muttermilch einer mit Nährstoffen nicht ausreichend versorgten Frau dar. In diesem Fall müssen den Säuglingen Nahrungsergänzungsmittel zugeführt werden.

Eine bedarfsgerechte Deckung der kritischen Nährstoffe ist durch eine sorgfältig geplante, vegane Ernährung während der Stillzeit realisierbar. Lediglich eine entsprechende Versorgung mit Vitamin B12 ist nur durch angereicherte Lebensmittel oder Supplemente möglich.[81]

7.3 Alternative Säuglingsmilch

„Sofern nicht gestillt werden kann, sollte industriell hergestellte Säuglingsnahrung verwendet werden. Diese ist in ihrer Nährstoffzusammensetzung dem Bedarf des Säuglings weitgehend angepasst."[82] Um bei einer veganen Ernährung die Muttermilch zu ersetzen, kann auf Säuglingsnahrung auf Sojabasis zurückgegriffen werden. Von der Verwendung selbsthergestellter Säuglingsnahrung ist aufgrund möglicher Keimbesiedlung oder ungünstiger Nährstoffzusammensetzungen abzusehen.[83]

---

[78] Vgl. Leitzmann: Alternative Ernährungsformen, 2005, S. 30 ff.

[79] Vgl. www.bfr.bund.de (10.12.2012).

[80] Vgl. Leitzmann: Vegetarische Ernährung, 2010, S. 281.

[81] Vgl. Leitzmann: Vegetarische Ernährung, 2010, S. 287.

[82] Vgl. Leitzmann: Vegetarische Ernährung, 2010, S. 289.

[83] Vgl. Leitzmann: Vegetarische Ernährung, 2010, S. 291.

7.4 Beikost

Unter Beikost wird Nahrung neben der Muttermilch und Säuglingsnahrung verstanden. Abhängig vom Entwicklungsstand des Kindes kann mit der Beikost zu unterschiedlichen Zeitpunkten, in der Regel in der Mitte des ersten Lebensjahres, begonnen werden. Die Beikost dient als Ergänzung zum Stillen in Form von angemessener fester Nahrung. Nach entsprechender Beikosteinführung kann die empfohlene Gesamtstilldauer der Weltgesundheitsorganisation bis zu 24 Monate betragen.[84] „Um eine ausreichende Nahrungsenergiedichte zu gewährleisten, sollte der Ballaststoffanteil der Beikost vorerst gering sein. Nüsse, Getreide und Hülsenfrüchte können die Energiedichte erhöhen, während Obst und Gemüse relativ energiearm sind.“[85] Bei veganer Beikost sollte der Energiegehalt durch die Zugabe von Fett erhöht werden. „Aufgrund der möglichen Versorgungsproblematik muss im Einzelfall geprüft werden, wie eine bedarfsgerechte Ernährung des Säuglings, auch mit Supplementen, erreicht werden kann, die mit den ethischen Ansprüchen der Eltern vereinbar ist.“[86]

---

[84] Vgl. www.bfr.bund.de (10.12.2012).

[85] Leitzmann: Vegetarismus, 2012, S. 96.

[86] Leitzmann: Vegetarische Ernährung, 2010, S. 293.

8 Ernährungsempfehlungen

Im folgenden Abschnitt werden Ernährungsempfehlungen für eine vegane Ernährung dargestellt. Grundlage ist die vegane Ernährungspyramide von Markus Keller und Claus Leitzmann.

8.1 Vegane Ernährungspyramide

Lebensmittelpyramiden sind Ernährungsempfehlungen, welche veranschaulichen, wie sich eine ausgewogene Ernährung aus den verschiedenen Lebensmittelgruppen zusammensetzt. Lebensmittel, die mengenmäßig zu bevorzugen sind, bilden somit die Basis einer Pyramide, während sich an der Spitze die Lebensmittelgruppen befinden, welche nur in geringen Mengen zugeführt werden dürfen. Auf Grundlage neuer wissenschaftlicher Erkenntnisse bezüglich einzelner Nahrungsmittelgruppen werden Ernährungspyramiden umgestaltet und dem aktuellen Wissensstand angepasst.

Neben den herkömmlichen Lebensmittelpyramiden gibt es bereits angepasste Modelle für Vegetarier und Veganer. Markus Keller und Claus Leitzmann haben die erste deutschsprachige Lebensmittelpyramide erarbeitet, welche eine gesundheitsfördernde vegetarische Ernährung darstellt.[87] PETA Deutschland e.V. stellt eine für Veganer hergeleitete Version dieser Pyramide vor, welche nachstehend abgebildet ist.

Die vegane Lebensmittelpyramide verdeutlicht durch fünf Ebenen mit unterschiedlich großen Segmenten und darauf dargestellte Mengen, in welchem Maß die einzelnen Lebensmittelgruppen zur Ernährung beitragen sollten, um eine bedarfsgerechte Ernährung zu gewährleisten.

Darst. 3: Die vegane Ernährungspyramide

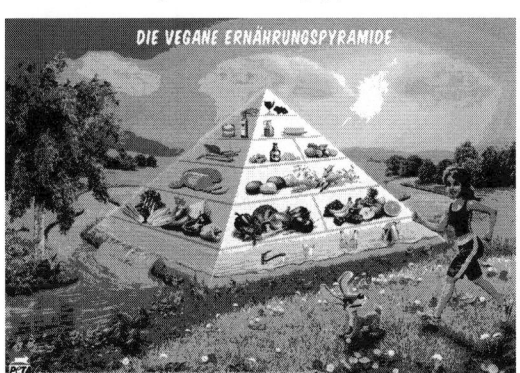

Quelle: www.peta.de (15.12.2012).

---

[87] Vgl. www.essen-und-trinken.de (15.12.2012).

Die Basis der Pyramide bildet die Zufuhr von Wasser mit einer Mengenangabe von etwa 2,5 Litern täglich, bevorzugt bestehend aus Wasser, wobei der Anteil aus fester Nahrung mit inbegriffen ist. Die Lebensmittelgruppen sind in fünf Ebenen unterteilt. Die 1. Ebene zeigt Gemüse und Obst, welche den Großteil der zugeführten Nahrung ausmachen sollen. Einen kleineren Anteil macht die 2. Ebene aus, in der sich alle stärkereichen Produkte wie Kartoffeln und Getreideprodukte befinden. Die 3. Ebene enthält eiweißreiche Lebensmittel wie Hülsenfrüchte, Nüsse und Sojaprodukte. Sojaprodukte werden häufig mit Vitamin B12 angereichert, weshalb diesbezüglich ein Hinweis auf dieser Ebene platziert wurde. In der 4. Ebene sind Lebensmittel wie Fette, Öle und Salz dargestellt, die nur sparsam verwendet werden sollten. Die Lebensmittel der 5. Ebene bilden die Spitze der Pyramide und sollten somit kaum oder möglichst gar nicht verzehrt werden. Hierzu gehören Süßigkeiten und Alkohol. Das Schaubild soll zudem eine empfohlene körperliche Aktivität von 30 Minuten täglich bei Tageslicht darstellen, um auch ausreichend Bewegung und die Eigensynthese von Vitamin D abzudecken.[88]

Die vegane Ernährungspyramide veranschaulicht in etwa die Mengenverhältnisse der verschiedenen Lebensmittelgruppen, spiegelt jedoch den täglichen Ernährungsbedarf bei einer veganen Ernährung nicht wieder, weil Angaben zu den entsprechenden Mengen fehlen, sodass sie lediglich ein Grundgerüst der veganen Ernährung darstellt. Auch in den Anmerkungen zu den einzelnen Ebenen werden diese Angaben nicht gemacht. Genaue Ausführungen diesbezüglich sind an anderer Stelle zu finden, wie im nächsten Abschnitt erläutert wird.

8.2 Richtlinien für vegane Ernährung

Genauere Verzehrsempfehlung bieten Richtlinien für vegane Ernährung, welche neben den Mengenangaben für einzelne Nahrungsmittelgruppen beispielsweise auch Zubereitungsempfehlungen oder Hinweise für eine praktische Umsetzung bieten.

Der UGB, der Verband für Unabhängige Gesundheitsberatung e.V. hat die Empfehlungen für eine vegane Ernährung von Markus Keller veröffentlicht. Diese Empfehlungen betreffen die vegane Ernährungspyramide und umfassen detaillierte Ausführungen diesbezüglich.

„Empfehlungen für eine vegane Ernährung

Calciumreiches Wasser und andere alkoholfreie, kalorienarme Getränke: täglich 1-2 Liter

Gemüse: mindestens 400 g bzw. 3 Portionen pro Tag – für die Calciumversorgung häufiger dunkelgrünes Gemüse wählen

Obst: mindestens 300 g bzw. 2 Portionen pro Tag, frisches Obst ergänzen durch Trockenfrüchte und Säfte

Getreide (Vollkorn) und **Kartoffeln**: etwa 2-3 Mahlzeiten pro Tag

---

[88] Vgl. www.peta.de (15.12.2012).

Hülsenfrüchte wie Erbsen, Bohnen, Kichererbsen und Linsen: 1-2 Mahlzeiten pro Woche und Eiweißprodukte aus Soja (Sojamilch, -joghurt, Tofu, Tempeh, …) und andere Fleischalternativen (z. B. Seitan): 50-150 g pro Tag

Nüsse und **Samen**: 30-60 g pro Tag – vor allem Mandeln und Sesam liefern viel Calcium

Naturbelassene **pflanzliche Öle** und Fette: 2-4 EL pro Tag – für die Versorgung mit Omega-3-Fettsäuren vor allem Raps-, Lein- und Walnussöl wählen

> Außerdem: **körperliche Aktivität** mindestens 30 Minuten pro Tag
> **Sonnenlicht**: mindestens 15 Minuten pro Tag für die Vitamin D-Bildung"[89]

Menschen, die sich und ihren Nachwuchs vegan ernähren, müssen über ein umfangreiches Ernährungswissen verfügen, um für eine bedarfsgerechte Ernährung zu sorgen. Ernährungsrichtlinien verschiedener Quellen können hilfreich bei der Umsetzung in der Praxis sein. Im Folgenden werden einige Hinweise für die praktische Umsetzung vorgestellt.

8.3   Praktische Umsetzung der veganen Kinderernährung

Gill Langley empfiehlt in ihrem Buch: „Vegane Ernährung" die Richtlinien der Vegan Society, welche für einen abwechslungsreichen Speiseplan bestimmte Nahrungsmittelgruppen zusammenstellt. Dazu gehören Vollkorn- und Getreideprodukte, Hülsenfrüchte, frisches Gemüse sowie frisches und getrocknetes Obst, Nüsse und Samen.[90] Auf Mengenangaben einzelner Lebensmittelgruppen wird verzichtet, allerdings werden Zubereitungsempfehlungen angeführt, welche die Bioverfügbarkeit verschiedener Lebensmittel optimieren soll. Zudem ist eine Übersicht zur veganen Kinderernährung gegeben, welche einige Hinweise und Empfehlungen für eine Umsetzung in die Praxis gibt.[91] Unter Einbezug anderer Quellen lassen sich einige Empfehlungen für die praktische Umsetzung formulieren.

Energie

- Kinder benötigen viel Energie in Form von Kalorien. Selbsthergestellte Breie sollten daher dick sein und nicht zu sehr verdünnt werden. Um den Kaloriengehalt zusätzlich zu erhöhen, kann dem Brei pflanzliches Öl beigemengt werden, was diesen gleichzeitig geschmeidiger und somit schmackhafter für Kinder macht.

- Energie- und Eiweißlieferanten sind gekochte und zerdrückte Hülsenfrüchte.[92]

- Die notwendige Energieaufnahme kann durch häufigere Zwischenmahlzeiten gesichert werden.[93]

---

[89] www.ugb.de (16.12.2012).

[90] Vgl. Langley: Vegane Ernährung, 2010, S. 15.

[91] Vgl. Langley: Vegane Ernährung, 2010, S. 168.

[92] Vgl. Langley: Vegane Ernährung, 2010, S. 168.

Eisen

- Gute Eisenlieferanten sind Weizenkeime, Hirse und Vollkornbrot, sowie Trockenfrüchte, die durch Einweichen zu einem Brei verarbeitet werden können.
- Um die Eisenaufnahme zu erhöhen, sollte den Mahlzeiten Zitrusfrüchte, Kartoffeln oder Tomaten beigefügt werden.[94]

Kalzium

- Um den Kalziumbedarf zu decken, können angereicherte Lebensmittel wie Sojamilch hilfreich sein.[95]
- Für Kinder unter einem Jahr sind die meisten angereicherten Lebensmittel nicht geeignet. Ihnen kann man jedoch angereicherte Fruchtsäfte anbieten.[96]

Vitamin B12

- Auch mit Vitamin B 12 angereicherte Lebensmittel sollten verwendet werden. Für Kinder unter einem Jahr ist die Verabreichung von Supplementen nötig.[97]

Vitamin D

- Durch regelmäßige Aufenthalte an der frischen Luft wird eine ausreichende Vitamin D-Zufuhr gewährleistet, welche in Wintermonaten durch angereicherte Lebensmittel ergänzt werden kann.[98]

Zusätzlich zu diesen Empfehlungen lassen sich Vorschläge für ausgewogene Mahlzeiten finden, welche für eine vegane Ernährung bei Kindern geeignet sind.

Frühstück

Das Frühstück bietet sich an, um Getreideprodukte mit Früchten oder anderen Nahrungsmitteln mit einem hohen Vitamin C-Gehalt zu kombinieren, was zu einer verbesserten Mineralstoffaufnahme führt. Bei der Verwendung von Sojamilch oder Sojajoghurt sollten Produkte verwendet werden, die mit Vitamin B12 und Kalzium angereichert sind. Ein Müsli aus Getreideflocken und Obststücken, aufgefüllt mit Sojamilch oder Sojajoghurt ist nur ein Vorschlag, der diese gehaltvollen Komponenten miteinander vereint.[99]

Snacks

---

[93] Vgl. www.vegankids.de (15.12.2012).

[94] Vgl. Langley: Vegane Ernährung, 2010, S. 168.

[95] Vgl. Langley: Vegane Ernährung, 2010, S. 168.

[96] Vgl. www.vegankids.de (15.12.2012).

[97] Vgl. www.vegankids.de (15.12.2012).

[98] Vgl. Langley: Vegane Ernährung, 2010, S. 168.

[99] Vgl. www.vegansociety.com (15.12.2012).

Kinder benötigen viele Kalorien bei einem verhältnismäßig kleinen Magen. Regelmäßige Zwischenmahlzeiten in Form von Snacks sollten immer griffbereit sein. Frisches Obst, sowie Trockenfrüchte und Nüsse bieten sich als Zwischenmahlzeiten an.[100]

Hauptmahlzeiten

Bei den Hauptmahlzeiten liegt der Schwerpunkt traditionsgemäß auf Tierprodukten beziehungsweise auf der Fleischbeilage, die jedoch durch eine Vielfalt an Fleischersatzprodukten ersetzt werden kann. Beliebte Kindergerichte wie Lasagne, Nudeln mit Bolognesesoße, Pizza und Würstchen können problemlos in einer veganen Variante zubereitet werden. Durch die Verwendung von Vollkornprodukten und frischem Gemüse trägt jede Mahlzeit zur Deckung des Nährstoffbedarfs bei.[101]

Das nachstehende Kapitel soll durch die Betrachtung verschiedener Studienergebnisse zeigen, ob eine vegane Ernährung bei Kindern tatsächlich bedarfsgerecht sein kann.

---

[100] Vgl. Langley: Vegane Ernährung, 2010, S. 168.

[101] Vgl. www.vegansociety.com (15.12.2012).

9 Studien

Eine Vielzahl von Studien und Analysen bestätigt inzwischen auf wissenschaftlichem Weg, dass von einer veganen Ernährung keine gesundheitlichen Bedenken ausgehen. Im Gegenteil wird in der Regel von einem gesundheitlichen Standpunkt aus die vegane Ernährung als die gesündere Form der Ernährung angegeben. Die Aussagen des deutschen Ernährungswissenschaftlers Prof. Dr. Claus Leitzmann sind eindeutig: „Studien mit vegan lebenden Menschen, die weltweit, aber auch von uns durchgeführt wurden, zeigen, dass Veganer im Durchschnitt deutlich gesünder sind als die allgemeine Bevölkerung."[102]

Dagegen existieren nur wenige Studien, welche die Auswirkungen einer veganen Ernährung bei Kindern und Säuglingen untersuchen. Im Folgenden werden einige Studien näher beleuchtet. Da die Originaltexte größtenteils nicht verfügbar sind, beschränken sich die Angaben auf das Abstract der Studien und auf Inhalte aus dem Buch: „Vegane Ernährung" von Gill Langley, in welchem Ergebnisse dieser Untersuchungen aufgeführt werden.

9.1 Preschool vegetarian children. Dietary and anthropometric data.

Im Jahr 1980 wurde ein Forschungsbericht veröffentlicht, indem die Ergebnisse einer Untersuchung von 48 Kindern im Vorschulalter zwischen 2 und 5 Jahren präsentiert wurden, die von Geburt an vegan ernährt worden waren. Die Kinder waren Mitglieder der veganen Gemeinde „The Farm" mit 800 Einwohnern. Diese Gemeinde aus Tennessee ernährt sich praktisch selbstversorgend.[103] Grundlage war ein Ernährungstagebuch der Eltern, welches über einen Zeitraum von drei Tagen geführt wurde. Zudem wurden die Kinder gewogen und vermessen.[104]

Demnach lag die Energiezufuhr in allen Altersgruppen über den Empfehlungen. Davon ausgenommen war die Gruppe der 4 Jahre alten Mädchen, dessen Energiezufuhr mit 1621 Kalorien zwar unter den amerikanischen Empfehlungen lag, aber immer noch die britischen Empfehlungen übertraf.

Auch die Proteinaufnahme war bei allen Kindern höher als die entsprechenden Empfehlungen zu dieser Zeit. „Gewicht und Größe lagen im Mittel unter dem amerikanischen Durchschnitt für 3–5 Jahre alte Kinder. Bei den 2-jährigen war dies allerdings nicht der Fall."[105] Im folgenden Abschnitt werden Ergebnisse einer weiteren Studie mit Kindern aus „The Farm" dargestellt.

---

[102] www.vebu.de (18.12.2012).

[103] Vgl. Langley: Vegane Ernährung, 2010, S.162.

[104] Vgl. www.ncbi.nlm.nih.gov (17.12.2012).

[105] Langley: Vegane Ernährung, 2010, S.162.

9.2 Growth of vegetarian children: The Farm Study.

Im Jahr 1989 fand eine umfangreichere Studie mit Kindern aus der veganen Gemeinde „The Farm" statt. Im Rahmen dieser Untersuchung wurden 404 Kinder im Alter von 4 Monaten bis 10 Jahre untersucht. Um die Effekte der veganen Ernährung auf das Kinderwachstum zu untersuchen, wurden Körpergröße und Gewicht im Vergleich zu den amerikanischen Standards untersucht.[106]

Die ermittelten Daten entsprachen annähernd der Norm in den Vereinigten Staaten. Das Verhältnis von Größe und Gewicht zum Alter und das Verhältnis von Gewicht und Größe entsprachen bei den meisten Kindern den durchschnittlichen Werten der amerikanischen Bevölkerung. Die größten Abweichungen zeigten sich bei Kindern zwischen 1 und 3 Jahren. Diese Abweichungen werden jedoch aufgeholt, sodass bei diesen Kindern im Alter von 10 Jahren nur noch ein Unterschied von durchschnittlich 0,7 cm und 1,1 kg vorhanden war. Aus den Aufzeichnungen der Gemeinde geht auch hervor, dass mehrere hundert Säuglinge ein normales Geburtsgewicht aufwiesen. [107]

9.3 An anthropometric and dietary assessment of the nutritional status of vegan preschool children.

In dieser Studie aus dem Jahr 1981 wurde der Ernährungsstatus von 23 britischen, vegan ernährten Kindern bewertet. Die Kinder waren zwischen 1 und 5 Jahren alt. Grundlage für die Auswertungen war ein Ernährungstagebuch, welches die Eltern über einen Zeitraum von 7 Tagen geführt haben.[108]

Die durchschnittliche Energiezufuhr lag außer bei zwei Kindern im Rahmen. Die Proteinzufuhr hingegen überschritt die damaligen britischen Empfehlungen. Auch die Größe und das Gewicht der Kinder bewegten sich im normalen Rahmen. Die Kinder waren im Durchschnitt allerdings etwas leichter.

Die Zufuhr aller essentiellen Nährstoffe entsprach in etwa den britischen Empfehlungen. Davon ausgenommen war die Zufuhr von Kalzium und Vitamin B12 einiger Kinder.

---

[106] Vgl. www.ncbi.nlm.nih.gov (18.12.2012).

[107] Vgl. Langley: Vegane Ernährung, 2010, S.199.

[108] Vgl. www.ncbi.nlm.nih.gov (19.12.2012).

9.4 The growth and development of vegan children.

Im Jahr 1992 wurde eine Nachuntersuchung bei 20 Kindern im Alter von 5,8–12,8 Jahren vorgenommen. Diese Studie wurde in Familien durchgeführt, die bereits 1981 Teil der ersten Studie waren. Von den ursprünglich 27 Familien nahmen 9 an der Folgestudie teil. Im Rahmen der Untersuchungen wurden die Kinder gewogen und vermessen, sowie gemeinsam mit ihren Eltern befragt. Zudem wurden angefertigte Ernährungstagebücher herangezogen und ein Zeitraum von 7 Tagen herausgegriffen und ausgewertet.

Die Kinder gaben an, gelegentlich tierische Lebensmittel wie Milch, Eier oder Eiscreme zu verzehren. Die Häufigkeit des Verzehrs bewegte sich zwischen einmal wöchentlich und 2–3 Mal im Jahr.[109] Laut Langley „bestand ihre Ernährung hauptsächlich aus Getreide, Brot und anderen Getreideprodukten, Hülsenfrüchten (einschließlich Sojaprodukten), frischem Obst und Obstsäften, Kartoffeln und anderem Gemüse".[110]

Größe und Wachstum der Kinder befanden sich im Normalbereich. Die Kinder waren schlanker als omnivore Kinder, ihr Gewicht lag dennoch im Rahmen. Die Energie- und Proteinzufuhr ähnelte der durchschnittlichen Zufuhr britischer Kinder, die sich nicht vegan ernährten.[111]

Laut Langley entsprach die tägliche Zufuhr aller essentiellen Nährstoffe etwa den britischen Empfehlungen mit Ausnahme der Vitamin B12- und der Kalziumzufuhr einiger Kinder.[112]

---

[109] Vgl. de.scribd.com (19.12.2012).

[110] Langley: Vegane Ernährung, 2010, S. 163.

[111] Vgl. de.scribd.com (19.12.2012).

[112] Vgl. Langley: Vegane Ernährung, 2010, S. 198.

10 Expertenstellungnahmen

Die angeführten Studien liefern zu wenige Informationen, um eine vegane Ernährung bei Säuglingen und Kindern bewerten zu können. Aus diesem Grund ist es unumgänglich, zusätzlich die Aussagen renommierter Ernährungsexperten heranzuziehen.

10.1 American Dietetic Association

Die American Dietetic Association, also die Amerikanische Gesellschaft für Ernährung (im Folgenden kurz: ADA) wurde im Jahr 1917 in Cleveland, Ohio gegründet. Die ADA hat 67.000 Mitglieder, die sich unter anderem aus registrierten Ernährungsberatern, Diätassistenten und Diätologen zusammensetzen.[113]

Zusammen mit dem Verband der kanadischen Ernährungswissenschaftler hat die ADA im Jahr 2003 ein gemeinsames Positionspapier mit dem Titel „Position of the American Dietetic Association and Dietitians of Canada: Vegetarian diets" herausgegeben, indem die Verbände zu den gesundheitlichen Vorteilen der vegetarischen und veganen Ernährung eindeutig Stellung beziehen. Das zentrale Statement dieses 18 Seiten umfassenden Papiers, welches sich auf 256 Quellen stützt, lautet, dass eine gut geplante vegane Ernährung und andere Formen vegetarischer Ernährung für alle Phasen des Lebenszyklus geeignet sind, einschließlich Schwangerschaft, Stillzeit, früher und späterer Kindheit und Adoleszenz.[114]

Dieses Positionspapier untersucht die aktuellen wissenschaftlichen Daten in Bezug auf die wichtigsten Nährstoffe für Vegetarier, einschließlich Protein, Zink, Kalzium, Vitamin D, Riboflavin, Vitamin B12, Vitamin A, n-3-Fettsäuren und Jod. Eine vegetarische wie auch die vegane Ernährung entsprechen den gegenwärtigen Empfehlungen für alle diese Nährstoffe. In manchen Fällen kann die Gabe angereicherter Nahrungsmittel oder von Nahrungsergänzungsmitteln hilfreich sein, um den Bedarf für einzelne Nährstoffe gemäß den aktuellen Empfehlungen zu decken.

Im Folgenden wird auf die relevanten Textstellen eingegangen, die in diesem Positionspapier bezüglich veganer Ernährung bei Kindern und Säuglingen zu finden sind. Weitere Ausführungen, die sich zum Teil nicht ausschließlich auf vegan, sondern auf vegetarisch ernährte Kinder beziehen, werden nicht mit aufgegriffen. Andere Aussagen, die zwar die vegane Ernährung betreffen, sich aber nicht ausdrücklich auf Säuglinge und Kinder beziehen, werden nur im geeigneten Kontext verwendet.

---

[113] Vgl. de.wikipedia.org (20.12.2012).

[114] Vgl. American Dietetic Association: Vegetarian Diets, 2003, S. 748.

Erste Ausführungen betreffen den Proteinbedarf. Dort heißt es, dass eine aktuelle Meta-analyse von Studien zur Stickstoffbilanz aufgrund der Quelle des Nahrungsproteins keinen signifikanten Unterschied im Proteinbedarf fand. Hinsichtlich der schlechteren Verdaulichkeit von Pflanzenproteinen wurde an anderer Stelle bemerkt, dass der Proteinbedarf von Veganern um 30 %–35 % bei Kindern bis zum Alter von 2 Jahren, um 20 %–30 % für Kinder zwischen 2 und 6 Jahren und um 15 %–20 % für Kinder ab dem 6. Lebensjahr erhöht werden kann.[115] Weiter heißt es auch, dass die durchschnittliche Proteinaufnahme vegetarisch ernährter Kinder, vegan und makrobiotisch ernährte Kinder eingeschlossen, im Allgemeinen den Empfehlungen entspricht oder übertrifft, obwohl vegetarisch ernährte Kinder weniger Protein zu sich nehmen mögen als nicht vegetarisch ernährte Kinder.[116]

Des Weiteren werden Aussagen bezüglich der Zufuhr von Vitamin B12 getroffen. Demnach ist eine regelmäßige Quelle für Vitamin B12 von entscheidender Bedeutung für schwangere und stillende Frauen und für Säuglinge, die gestillt werden, wenn die Ernährung der Mutter nicht ergänzt wird. Neugeborene von vegan lebenden Müttern, deren Ernährung keine verlässliche Quelle dieses Vitamins aufweist, haben ein besonders hohes Risiko, einen Mangel zu entwickeln. Die Aufnahme und Resorption von Vitamin B12 durch die Mutter während der Schwangerschaft scheint zudem einen bedeutenderen Einfluss auf den Vitamin-B12-Status des Neugeborenen zu haben, als die Vitamin B12-Speicher der Mutter. Allgemeiner wird ausgesagt, dass Studien darauf hinweisen, dass einige Veganer und andere Vegetarier, welche nicht regelmäßig Vitamin B12 aus verlässlichen Quellen zu sich nehmen, einen Vitamin B12-Status haben, der unterhalb der angemessenen Grenze liegt.[117]

Die ADA befürwortet die Zugabe von angereicherten Nahrungsmitteln oder Supplementen. So heißt es, dass eine zuverlässige Quelle für Vitamin B12 wichtig für Kinder mit veganer Ernährung ist. Auch bei Bedenken bezüglich der Vitamin D-Synthese, aufgrund begrenzter Sonnenexposition, dem Hautton oder der Jahreszeit sollten Vitamin D-Ergänzungsmittel oder angereicherte Nahrungsmittel eingesetzt werden.[118] Laut der ADA können angereicherte Lebensmittel wie Sojamilch, Fleischersatz, Säfte und Frühstücksflocken einen erheblichen Beitrag zur Aufnahme von Vitamin B12, Vitamin D, Kalzium, Zink und Riboflavin bei Vegetariern und Veganern leisten, was es heutzutage wesentlich einfacher als in der Vergangenheit macht, sich pflanzlich zu ernähren.[119]

---

[115] Vgl. American Dietetic Association: Vegetarian Diets, 2003, S. 749.

[116] Vgl. American Dietetic Association: Vegetarian Diets, 2003, S. 755.

[117] Vgl. American Dietetic Association: Vegetarian Diets, 2003, S. 754.

[118] Vgl. American Dietetic Association: Vegetarian Diets, 2003, S. 755.

[119] Vgl. American Dietetic Association: Vegetarian Diets, 2003, S. 749.

Nach Auffassung der ADA liegen nur wenige Informationen vor, welche sich ausschließlich auf vegan ernährte Kinder beziehen und makrobiotisch ernährte Kinder ausschließen. Untersuchungsergebnisse lassen jedoch darauf schließen, dass Kinder zu einem etwas geringeren Wachstum tendieren, sich die Werte für Körpergewicht und Größe jedoch innerhalb der normalen Standards bewegen. Ein geringes Wachstum wurde vorrangig bei Kindern mit sehr restriktiver Ernährung beobachtet.[120]

Im Jahr 2009 hat die ADA ein überarbeitetes Positionspapier veröffentlicht und ihre Empfehlung für eine vegetarische Ernährungsform bestärkt. Die ADA ist der Ansicht, dass eine gut geplante vegetarische Ernährungsform, einschließlich der veganen Ernährung, in allen Altersstufen gesund sowie ernährungsphysiologisch bedarfsgerecht ist und zudem gesundheitliche Vorteile in der Prävention und der Behandlung bestimmter Krankheiten bietet. Dies gilt gleichermaßen für Schwangere, Stillende, Kleinkinder, Kinder und Heranwachsende.[121]

Weiter heißt es, dass eine angemessen konzipierte vegane Ernährungsform die Erfüllung der Nährstoffbedürfnisse von Kleinkindern, Kindern und Jugendlichen gewährleistet und somit ein normales Wachstum fördert.[122]

10.2 American Academy of Pediatrics

Die American Academy of Pediatrics (im Folgenden kurz: AAP) ist eine Organisation von beruflichen Vertretern der Pädiatrie in den Vereinigten Staaten. Das Ziel ist, eine optimale körperliche, geistige und soziale Gesundheit für alle Säuglinge, Kinder, Jugendliche und junge Erwachsene zu erreichen. Ihr „Pediatric Nutrition Handbook" beinhaltet das Kapitel „Nutritional Aspects of Vegetarian Diets", welches 23 Seiten umfasst.

Die Kernaussage des Textes deckt sich mit den Ansichten der ADA. Die meisten Ernährungsgewohnheiten können demnach angepasst werden, indem die notwendige Nährstoffaufnahme mit entsprechender diätetischer Planung auf der Grundlage von wissenschaftlichen Prinzipien der gesunden Nahrung erfüllt wird. Insgesamt ist eine ausgewogene Ernährung bei Vegetariern und Veganern möglich. Wenn jedoch die eigenen Absichten vehement verfolgt und dabei die Nahrungsgrundsätze ignoriert werden, kann das, insbesondere bei Säuglingen und Kindern, fatale Folgen haben.[123] Der Text weist auch auf das Risiko einer veganen Ernährung bei Kindern hin, wenn das entsprechende Wissen über eine ausgewogene Ernährung von der Familie nicht an die Kinder weitergeleitet wird.

---

[120] Vgl. American Dietetic Association: Vegetarian Diets, 2003, S. 755.

[121] Vgl. American Dietetic Association: Vegetarian Diets, 2009, S. 1266.

[122] Vgl. American Dietetic Association: Vegetarian Diets, 2009, S. 1269.

[123] Vgl. American Academy of Pediatrics: Nutrirtional aspects of vegetarian diets, 2009, S. 203.

Der allgemeinen Meinung, dass Menschen in Folge einer vegetarischen oder veganen Ernährung unter Mangelerscheinungen leiden, wird nicht zugestimmt, da Berichte über spezifische Unterernährung selten sind.[124]

Weiter heißt es, dass eine vegetarische Ernährung, vegane Ernährung eingeschlossen, mit den derzeitigen Empfehlungen der Recommended Daily Allowances für Proteine, Eisen, Zink, Kalzium, Vitamin D, Riboflavin, Vitamin B12, Vitamin A, Omega-3-Fettsäuren und Jod übereinstimmen kann. Wie die ADA verweist auch die AAP auf angereicherte Lebensmittel, die in manchen Fällen helfen können, die Empfehlungen für einzelne Nährstoffe einzuhalten.[125]

Somit kommt auch die AAP zu der Folgerung, dass eine gut geplante vegetarische oder vegane Ernährung für jede Lebenslage geeignet ist, Schwangerschaft, Stillzeit, Säuglingsalter, Kindheit und Adoleszenz eingeschlossen.[126]

Des Weiteren weist die AAP bei Kindern mit einer entsprechenden Energieaufnahme auf ein berechenbares Wachstumstempo hin. Studien haben gezeigt, dass die Energieaufnahme veganer Kinder nahe an die empfohlene Menge beziehungsweise nahe an die Werte der Nichtvegetarier herankommt. Doch im Säuglingsalter und während des Stillens kann bei veganer Ernährung die Menge der Nahrung, die nötig ist, um den Energiebedarf zu decken, die Magenkapazität übersteigen. Konzentrierte Quellen an Kalorien, welche sich für ältere Säuglinge und Kinder eignen, sind daher wichtig und umfassen Sojaprodukte, Hülsenfrüchte, Erdnussbutter und Fruchtsäfte.[127]

Die Proteinaufnahme kann den Empfehlungen entsprechen, wenn verschiedene pflanzliche Nahrungsmittel über den Tag verteilt konsumiert werden. Die AAP weist wie die ADA darauf hin, dass durch die geringere Proteinverdaulichkeit möglicherweise eine erhöhte Proteinzufuhr nötig ist. Besonders bei Säuglingen sind die Qualität, die Menge und die Verdaulichkeit von Pflanzenproteinen möglicherweise besorgniserregend. Wenn Eltern jedoch für eine entsprechende Energieaufnahme und eine Vielfalt von Pflanzenproteinen sorgen, dann wachsen und gedeihen ihre Kinder.[128]

Anders verhält es sich bezüglich der Aufnahme von Vitamin B12, da es in keinem pflanzlichen Lebensmittel enthalten ist, es sei denn, es ist angereichert. Wenn regelmäßig kleine Mengen Vitamin B12 konsumiert werden, ist die Aufnahme wirksam. Der regelmäßige Konsum angereicherter Lebensmittel sollte deshalb gefördert werden.

---

[124] Vgl. American Academy of Pediatrics: Nutrirtional aspects of vegetarian diets, 2009, S. 205 f.

[125] Vgl. American Academy of Pediatrics: Nutrirtional aspects of vegetarian diets, 2009, S. 203.

[126] Vgl. American Academy of Pediatrics: Nutrirtional aspects of vegetarian diets, 2009, S. 203 f.

[127] Vgl. American Academy of Pediatrics: Nutrirtional aspects of vegetarian diets, 2009, S. 210.

[128] Vgl. American Academy of Pediatrics: Nutrirtional aspects of vegetarian diets, 2009, S. 210 f.

Ähnliche Aussagen werden zur Aufnahme von Vitamin D getroffen. Neben dem Verzehr angereicherter Lebensmittel wird eine regelmäßige Sonnenbestrahlung empfohlen oder die Einnahme von Supplementen.[129]

Eine Supplementierung von Zink wird trotz einer geringeren Aufnahme von Zink durch pflanzliche Nahrung nicht empfohlen, da nur wenige Fälle einer Zinkunterversorgung bekannt sind.

Ein Eisenmangel ist laut der AAP bei vegan ernährten Kindern besonders häufig, weil Eisen aus pflanzlichen Quellen schwieriger aufgenommen wird als Eisen aus tierischen Quellen. Außerdem ist Eisen aus pflanzlichen Quellen empfindlicher gegenüber Hemmstoffen, welche die Eisenresorption beeinflussen. Daraus folgt, dass die empfohlene Eisenaufnahme aus pflanzlichen Quellen, 1,8-mal höher ist als bei Nichtvegetariern.[130] Weiterhin heißt es nur, dass die Bedeutung einer geeigneten Zufuhr von Eisen und Zink betont werden sollte.[131]

Kalzium ist in vielen pflanzlichen und in angereicherten Lebensmitteln vorhanden. Falls jedoch keine ausreichende Menge dieser Lebensmittel in die Ernährung einbezogen wird, können laut der AAP Supplemente ratsam sein.[132]

Ähnlich lauten die Empfehlungen für die Vitamin D-Zufuhr. Um den Körper mit dem Vitamin zu versorgen, befindet die AAP eine entsprechende Bestrahlung der Haut mit Tageslicht sowie den Verzehr von angereicherten Lebensmitteln als ausreichend. Es wird dennoch auf eine denkbare Supplementierung hingewiesen.[133]

Bezüglich der Jodzufuhr wird eine Bedarfsdeckung durch die Verwendung von Jodsalz als hinreichend dargestellt.[134]

Zusammenfassend erklärt die AAP, dass das Risiko deutliche Mangelzustände in Folge einer unangemessenen Einschränkung der Ernährung davonzutragen, bei Kindern, die älter als 6 Monate sind, am größten ist. Ein Mangel an Vitamin B12 kann schon eher auftreten. Ihr Fazit lautet, dass vegetarische Ernährungsformen, die Bedürfnisse von Kindern und Jugendlichen erfüllen können, wenn sie von einem Arzt oder einem Ernährungsberater entsprechend geplant und überwacht werden.[135]

---

[129] Vgl. American Academy of Pediatrics: Nutrirtional aspects of vegetarian diets, 2009, S. 213.

[130] Vgl. American Academy of Pediatrics: Nutrirtional aspects of vegetarian diets, 2009, S. 214.

[131] Vgl. American Academy of Pediatrics: Nutrirtional aspects of vegetarian diets, 2009, S. 216.

[132] Vgl. American Academy of Pediatrics: Nutrirtional aspects of vegetarian diets, 2009, S. 215.

[133] Vgl. American Academy of Pediatrics: Nutrirtional aspects of vegetarian diets, 2009, S. 213 f.

[134] Vgl. American Academy of Pediatrics: Nutrirtional aspects of vegetarian diets, 2009, S. 215.

[135] Vgl. American Academy of Pediatrics: Nutrirtional aspects of vegetarian diets, 2009, S. 219.

10.3 Deutsche Gesellschaft für Ernährung e. V.

Die Deutsche Gesellschaft für Ernährung e. V. (im Folgenden kurz: DGE) umfasst mehr als 4000 Mitglieder und beschäftigt sich seit ihrer Gründung im Jahr 1953 mit der Förderung, Auswertung und Publikation ernährungswissenschaftlicher Forschung sowie mit der Ernährungsberatung und –aufklärung im Dienste der Gesundheit der Bevölkerung. Die DGE publiziert DGE-Beratungs-Standards, Leitlinien und Stellungnahmen sowie alle 4 Jahre einen Ernährungsbericht. Des Weiteren führt die DGE wissenschaftliche Tagungen, Fortbildungs- und Informationsveranstaltungen durch und ist außerdem an der Herausgabe der D-A-CH-Referenzwerte für die Nährstoffzufuhr beteiligt.[136] Diese Referenzwerte sind eine gemeinsame Einigung der DGE, der Österreichischen Gesellschaft für Ernährung und der Schweizerischen Gesellschaft für Ernährung. Die Ernährungsempfehlungen der DGE gehen von diesen D-A-CH-Referenzwerten für die Nährstoffzufuhr aus.

Aktuell sind zwei umfassende Stellungnahmen der DGE zur veganen Ernährung bei Säuglingen und Kindern aus dem Jahr 2011 zu finden. Die Stellungnahme mit dem Titel: „Vegane Ernährung: Nährstoffversorgung und Gesundheitsrisiken im Säuglings- und Kindesalter" verweist auf potenziell kritische Nährstoffe und Gesundheitsrisiken bei veganer Ernährung. Da die Zeit des Wachstums und der Entwicklung in den ersten Lebensjahren besondere Anforderungen an die Energie- und Nährstoffversorgung stellt, geht die DGE von einer möglichen Unterversorgung bei der Zufuhr von Energie, Protein, Eisen, Kalzium, Jod, Zink, Vitamin B2, Vitamin B12 und Vitamin D aus.

Das Risiko neurologischer Störungen und Entwicklungsverzögerungen ist demnach besonders groß, wenn stillende Mütter, die sich vegan ernähren, keine Supplemente einnehmen und eine vegane Ernährung beim Kind fortführen. Säuglingen, die nicht gestillt werden, sollte nur in begründeten Ausnahmefällen Säuglingsnahrungen auf Sojabasis zugeführt werden. Als Beispiel für die zuvor genannten Entwicklungsstörungen wird von der DGE auf eine Gruppe niederländischer Kinder hingewiesen, welche makrobiotisch ernährt wurde. Die makrobiotische Ernährungsweise wird zuvor als eine Ausprägung der veganen Ernährung definiert, in der zum Teil auch Fisch konsumiert wird, demnach also nicht vegan ist.

Die DGE legt sich auf keine Aussage fest, die in Bezug auf das Wachstum im Text angeführt werden. Infolge eines angeführten Beispiels makrobiotisch und vegan ernährter Kinder, welche eine Verzögerung des Wachstums und der psychomotorischen Entwicklung aufwiesen, beschränkt sich die DGE auf die Aussage, „dass es bei einigen streng vegetarischen Ernährungsformen durch eine begrenzte Lebensmittelauswahl und nicht

---

[136] Vgl. www.dge.de (21.12.2012).

44

ausreichende Ergänzungswirkung verschiedener pflanzlicher Proteinquellen durchaus zu einer nicht adäquaten Proteinzufuhr in den ersten Lebensjahren kommen kann".[137]

Für die DGE ist es aufgrund unzureichender Datenlage unklar, „ob sich der Eisenstatus von vegan bzw. vegetarisch ernährten Kleinkindern mit einer abwechslungsreichen Lebensmittelauswahl ... von dem von omnivor ernährten Kleinkindern unterscheidet."[138] Für vegane Kinder werden an dieser Stelle die gleichen Empfehlungen ausgesprochen, die für nicht vegane Kinder gelten. Dazu gehört die Verabreichung eisenangereicherter Säuglingsnahrung und die Zufuhr eisenreicher Beikost, aber auch die Verwendung von Kuhmilch ab dem 2. Lebensjahr.[139]

Bezogen auf die Kalziumzufuhr geht die DGE erneut auf makrobiotische Ernährungsweisen ein und hält ableitend fest, „dass durch den Verzicht auf Milch und Milchprodukte die Kalziumzufuhr zumeist deutlich unter der empfohlenen Zufuhr liegt".[140] Des Weiteren wird auf die ADA verwiesen, welche die Bedeutung von angereicherten Lebensmitteln und Supplementen für Veganer unterstreicht. Ähnliche Aussagen werden für die Zinkzufuhr gemacht, wobei auf die Einnahme von Zinksupplementen und angereicherten Lebensmitteln hingewiesen wird. Bezüglich der Jodzufuhr wird lediglich eine Jodmangelprohylaxe während der Schwangerschaft und bei der Einführung der Beikost empfohlen.

Genauer eingegangen wird auf die Zuführung von Vitamin B12. Da Neugeborene über geringe Vitamin B12-Speicher verfügen, können Kinder von Veganerinnen bereits im Alter von 4–6 Monaten einen Vitamin B12-Mangel entwickeln. Diesbezüglich führt die DGE einige Fallbeispiele von vegan ernährten Säuglingen und Kindern verschiedener Quellen auf, welche Symptome infolge eines Vitamin B12-Mangels zeigten. Auch an dieser Stelle verweist die DGE wieder auf die von der ADA empfohlenen Zufuhr von angereicherten Lebensmitteln und Supplementen.

Da es bei einer veganen Ernährung von Säuglingen und Kleinkindern zu Rachitis und Hypocalcämien kommen kann, empfiehlt die DGE, allerdings unabhängig von der Ernährung, im ersten Lebensjahr eine kontinuierliche Rachitis-Prophylaxe mit Vitamin D-Supplementen.

Zuletzt geht die DGE auf die langkettigen n-3 Fettsäuren ein. Die Zufuhr der langkettigen n-3 Fettsäuren Eicosapentaensäure (EPA) und Docosahexaensäure (DHA) ist bei einer veganen Ernährungsweise sehr gering. Es ist jedoch noch nicht hinreichend geklärt, „ob diese niedrigere Zufuhr an langkettigen n-3 Fettsäuren mit Konsequenzen für die neurologische Entwicklung des Säuglings verbunden ist."[141] Da allerdings schon von vorteilhaften

---

[137] www.dge.de (22.12.2012).

[138] www.dge.de (22.12.2012).

[139] Vgl. www.dge.de (22.12.2012).

[140] www.dge.de (22.12.2012).

[141] www.dge.de (22.12.2012).

Effekten einer erhöhten Zufuhr berichtet wurde, muss bei schwangeren und stillenden Frauen auf eine ausreichende Zufuhr von DHA sowie auf eine angereicherte Muttermilchersatznahrung geachtet werden.[142]

Die DGE hält demnach „eine rein pflanzliche Ernährung in Schwangerschaft und Stillzeit sowie im gesamten Kindesalter für nicht geeignet, um eine adäquate Nährstoffversorgung und die Gesundheit des Kindes sicherzustellen."[143]

Die Presseinformation mit dem Titel: „Kinder vegetarisch ernähren – ja oder nein?" wurde auch im Jahr 2011 von der DGE publiziert. Die Kernaussage deckt sich mit der vorangegangenen Stellungnahme. Aufgrund der eingeschränkten Lebensmittelauswahl besteht demzufolge eine erhöhte Gefahr eines Nährstoffmangels, weshalb gerade im Kindesalter von einer veganen Ernährung abgeraten wird. Werden Kinder dennoch vegan ernährt, „sind spezielle Kenntnisse der Lebensmittelauswahl und -zubereitung bzw. die Sicherstellung der Versorgung durch angereicherte Lebensmittel oder Supplemente erforderlich."[144]

Der Text behandelt keine neuen Aspekte und verweist für „eine ausführliche Fachinformation" daher auf die zuvor dargestellte Stellungnahme: „Vegane Ernährung: Nährstoffversorgung und Gesundheitsrisiken im Säuglings- und Kindesalter".[145]

10.4 Prof. Dr. Claus Leitzmann

Prof. Dr. Claus Leitzmann ist ein deutscher Ernährungswissenschaftler und Mitglied der Vereinigung Deutscher Wissenschaftler sowie der DGE. Zuletzt leitete er das Institut für Ernährungswissenschaften der Universität Gießen. Zudem ist er Leiter des wissenschaftlichen Beirats beim Verband für Unabhängige Gesundheitsberatung, kurz UGB.[146] Der wissenschaftliche Beirat des UGB ist ein unabhängiges Expertengremium, dessen Mitglieder beratend tätig sind und zu wissenschaftlichen Themen Stellung beziehen.[147] Zu seinen Arbeits- und Forschungsschwerpunkten gehören unter anderem der Vegetarismus und die Vollwert-Ernährung.[148]

Claus Leitzmann sieht im Vegetarismus eine mögliche „Ernährungsform der Zukunft" und spricht sich deshalb für eine fleischlose Ernährung aus.[149] In einem Statement zum Veganismus äußert er sich wie folgt: „Studien mit Veganern, die weltweit, aber auch von uns,

---

[142] Vgl. www.dge.de (22.12.2012).

[143] www.dge.de (22.12.2012).

[144] Vgl. DGE (Hrsg.): Kinder vegetarisch ernähren, 2011.

[145] Vgl. DGE (Hrsg.): Kinder vegetarisch ernähren, 2011.

[146] Vgl. de.wikipedia.org (25.12.2012).

[147] Vgl. www.ugb.de (25.12.2012).

[148] Vgl. Leitzmann: Vegetarismus, 2012, S. 2.

[149] Vgl. Leitzmann: Vegetarische Ernährung, 2010, S. 338.

durchgeführt wurden, zeigen, daß [!] Veganer im Durchschnitt deutlich gesünder sind, als die allgemeine Bevölkerung."[150] In seinem Buch: „Vegetarische Ernährung" gibt er folgende Bewertung für eine vegetarische Ernährung von Kindern ab: „Kinder im Alter von 1–5 Jahren gedeihen normal, wenn eine abwechslungsreiche vegetarische Kost verzehrt wird. Vegane und einseitige Ernährungsformen können zu Nährstoffdefiziten führen."[151] Weiter heißt es. „Die bei Veganern immer wieder festgestellte marginale Versorgung mit kritischen Nährstoffen, die zu ernsten gesundheitlichen Problemen führen kann, ist vermeidbar."[152]

Claus Leitzmann weist aus diesem Grund ausdrücklich auf eine notwendige Auseinandersetzung mit der bedarfsgerechten Nährstoffzufuhr bei einer vegetarischen und veganen Ernährungsform hin sowie auch auf eine mögliche Inanspruchnahme einer Ernährungsberatung und die Zufuhr von Nahrungsergänzungsmitteln und angereicherten Lebensmitteln.[153] Leitzmann folgert: „Eine vegane Ernährung kann den Nährstoffbedarf in allen Lebensphasen decken, wenn eine vielfältige Lebensmittelzusammenstellung erfolgt und kritische Nährstoffe bei Bedarf supplementiert werden."[154] Über die Nahrung kann bei einer entsprechenden Lebensmittelauswahl und –zusammenstellung der tägliche Bedarf an Eisen, Kalzium und Zink gedeckt werden. Mit angereicherten Lebensmitteln sowie Supplementen kann ausreichend Vitamin B12 und Vitamin D zugeführt werden. Einem Jodmangel sollte mit jodiertem Speisesalz und dem gelegentlichen Verzehr von Algen entgegengewirkt werden.[155]

Leitzmann ist sich der Problematik unzureichender Datenmengen in Bezug auf vegan, nichtmakrobiotisch ernährter Kinder bewusst. Leitzmann vertraut jedoch auf eine sorgfältige Lebensmittelzusammenstellung und dessen sachgerechte Zubereitung sowie auf ein umfangreiches Ernährungswissen, um Mangelzustände zu vermeiden. Insgesamt schließt sich Leitzmann dem Positionspapier der ADA an und verweist auf eine notwendige bedarfsdeckende Zufuhr kritischer Nährstoffe, die unter Umständen durch angereicherte Lebensmittel oder Supplemente erlangt werden muss.

---

[150] www.veganseite.de (25.12.2012).

[151] Leitzmann: Vegetarische Ernährung, 2010, S. 296.

[152] Leitzmann: Vegetarische Ernährung, 2010, S. 337.

[153] Vgl. Leitzmann: Vegetarische Ernährung, 2010, S. 337 f.

[154] Leitzmann: Vegetarische Ernährung, 2010, S. 338.

[155] Vgl. Leitzmann: Vegetarische Ernährung, 2010, S. 295 f.

11   Populärwissenschaftliche Meinungen

Der Veganismus erfreut sich wachsender Beliebtheit, was sich auch durch die verstärkte Präsenz in der Öffentlichkeit bemerkbar macht. Dies geschieht auf unterschiedlichen Kanälen, sodass eine breite Masse mit dieser Ernährungsform in Berührung kommt. Interessierte können sich im Rahmen von Fachmessen informieren und dort Produkte probieren und erwerben. Im Jahr 2012 konnte man die „VeggieWorld" in Düsseldorf sowie die „Veganfachmesse" in Essen besuchen. Letztere wurde ganztägig vom Radiosender 1Live begleitet und kommentiert. Auch die Veganmania bietet jährlich in verschiedenen Städten Deutschlands umfangreiche Informationen zum Veganismus in Form von öffentlichen Sommerfesten an. Eine Fülle von Informationen bieten zudem Bücher zum Thema Veganismus sowie verschiedene Internetplattformen. Diese Medien sollten jedoch mit Bedacht ausgewählt und zurate gezogen werden.

Der Veganismus ist in der heutigen Zeit immer noch mit Vorurteilen behaftet und wird von Ärzten und Ernährungsexperten oftmals falsch eingeschätzt. Auf der anderen Seite wird die vegane Ernährung aber auch von Befürwortern fehlerhaft dargestellt. Dies kann veraltete Informationen betreffen, aber auch die Absicht, die vegane Ernährung zu beschönigen. Aus diesem Grund sollten herangezogene Quellen besonders hinsichtlich ernährungsphysiologischer Aspekte mit Sorgfalt ausgewählt und in jedem Fall an anderer Stelle überprüft werden. Fehlerhafte Informationen könnten besonders hinsichtlich einer veganen Kinderernährung fatale Folgen haben. Im folgenden Abschnitt werden einige populärwissenschaftliche Quellen dargestellt.

11.1 Viva Vegan für Mutter und Kind

Der Ratgeber: „Viva Vegan für Mutter und Kind" aus dem Jahr 1997 behandelt die vegane Ernährung von Schwangeren, Säuglingen und Kleinkindern. Es handelt sich um eine deutsche Fassung des Originals: „Pregnancy, Children and the Vegan Diet" des Arztes Michael Klaper.

Das Buch stellt dar, welche Nährstoffe der Körper braucht und welche Lebensmittel den Bedarf an diesen Nährstoffen decken können. Neben diesen Richtlinien zu der veganen Lebensmittelauswahl werden zudem Grundzutaten und Ideen für vegane Mahlzeiten vorgestellt.[156] Aussagen werden wissenschaftlich erklärt und begründet und zudem durch Studien belegt.

Die vegane Ernährung von Säuglingen und Kindern wird in Kapitel 4: „Gesunde, rein vegetarische Ernährung für Kinder" vorgestellt. In den dort angegebenen Richtlinien für die Gabe der Nahrungsmittel im ersten Lebensjahr ist das Stillen bis zum 10. Lebensmonat oder die Gabe von vitaminangereicherter Babynahrung auf Sojabasis vorgesehen. Die nachstehende Reihenfolge für die Einführung der Beikost ist mit anderen Richtlinien zu vergleichen. Dabei wird betont, dass es sich um eine bewährte Reihenfolge handelt, die

---

[156] Vgl. Klaper: VivaVegan für Mutter und Kind, 1997, S. 8.

jedoch variabel ist, weshalb eine ausführliche Darstellung an dieser Stelle nicht nötig ist.[157]

Des Weiteren werden Beispiele für Mahlzeiten aufgeführt, welche den Nährwert veganer Kost durch die Angabe des Gehalts an Protein, Kalzium und Eisen veranschaulichen sollen. So wird eine Zwischenmahlzeit, bestehend aus 2 Haferflockenkeksen oder 120 g Fruchtpüree mit 60 g Tofu, mit einem Gehalt von 5 g Protein, 100 mg Kalzium und 2 mg Eisen angegeben.[158] Die Beispiele stellen allerdings verallgemeinernd Vorschläge für Kinder unter 10 Jahren dar, sodass hinsichtlich des Nährstoffbedarfs zu wenig differenziert wird. Der tägliche Bedarf dieser Nährstoffe wurde bereits an anderer Stelle für verschiedene Altersstufen dargestellt. Die Angaben beschränken sich jedoch auf den Bedarf an Protein, Kalzium und Eisen, während andere Nährstoffe nicht berücksichtigt werden.[159]

Energie und Proteine

Der hohe Fasergehalt in der veganen Ernährung wird oft als Hindernis für eine bedarfsdeckende Energie- und Proteinaufnahme genannt. Laut Klaper ist dies zwar nicht gänzlich falsch, stellt jedoch mit einer entsprechenden Nahrungsmittelzusammenstellung kein Problem dar.[160]

Vitamine und Mineralstoffe

Bezüglich der Vitaminzufuhr werden für Vitamin B12, Vitamin D und Zink angereicherte Lebensmittel sowie Supplemente empfohlen. Die Zufuhr an Kalzium, Riboflavin und Eisen hingegen wird durch eine vegane Ernährung als ausreichend angesehen, kann jedoch bei einem festgestellten Mangel oder zur Vorsorge ebenfalls supplementiert werden.[161]

Fazit

„Eine ausgewogene vegane Ernährung, mit reduziertem Fasergehalt und reich an eiweiß- und kalziumhaltigen Nahrungsmitteln und mit Vitamin- und Mineralstoffpräparaten als Ergänzung, sollten ein optimales Wachstum für jedes Kind bieten."[162]

Viele Tipps zur praktischen Umsetzung, zur Zubereitung und Kombination der Nahrungsmittel runden die gegebenen Informationen dieses Ratgebers ab, wobei einige Informationen als veraltet angesehen werden müssen. Ein Beispiel dafür sind die 6 angegebenen veganen Nahrungsmittelgruppen, wobei Vollgetreide und Kartoffeln, neben Hülsenfrüchten, grünem und gelbem Gemüse, Nüsse und Samen, Obst sowie vitamin- und mineral-

---

[157] Vgl. Klaper: VivaVegan für Mutter und Kind, 1997, S. 63.

[158] Vgl. Klaper: VivaVegan für Mutter und Kind, 1997, S. 69.

[159] Vgl. Klaper: VivaVegan für Mutter und Kind, 1997, S. 57.

[160] Vgl. Klaper: VivaVegan für Mutter und Kind, 1997, S. 51.

[161] Vgl. Klaper: VivaVegan für Mutter und Kind, 1997, S. 73 ff.

[162] Klaper: VivaVegan für Mutter und Kind, 1997, S. 52.

stoffhaltigen Lebensmitteln, an erster Stelle aufgeführt sind.[163] Nach neueren Erkenntnissen, wie in Kapitel 8.1 dargestellt, sollen Gemüse und Obst einen Großteil der zugeführten Nahrung ausmachen, gefolgt von stärkereichen Produkten wie Kartoffeln und Getreideprodukte. Dennoch wird dieser Ratgeber aufgrund seiner umfangreichen Informationen immer wieder in entsprechenden Literaturlisten aufgeführt.

11.2 Vegane Ernährung

Das Buch: „Vegane Ernährung" ist eine Übersetzung der englischen Originalausgabe: „Vegan Nutrition" von Gill Langley aus dem Jahr 1995 und bietet einen umfassenden Überblick über die vegane Ernährung. Bei der vorliegenden Ausgabe handelt es sich um einen unveränderten Nachdruck der Erstauflage aus dem Jahr 1999.

Gill Langley bespricht darin alle veröffentlichten Forschungsergebnisse und behandelt ernährungsphysiologische Aspekte der veganen Ernährung sowie ihre Auswirkungen auf die Gesundheit. Sowohl positive Gesichtspunkte als auch die möglichen Schwachpunkte der veganen Ernährung werden einer eingehenden Betrachtung unterzogen. Die Autorin bezieht sich auf vorhandene Studien, welche zum Teil im 9. Kapitel dargestellt sind. Risiken veganer Ernährung werden sachlich geschildert und Maßnahmen zur Umgehung aufgeführt. Zudem enthält das Buch ein umfangreiches Kapitel über "Vegane Mütter und Kinder", das sich ebenfalls auf diverse Studien stützt und auf ernährungsphysiologische Besonderheiten während Schwangerschaft und Stillzeit eingeht. Jedes Kapitel schließt mit einer Zusammenfassung und Bewertung ab.

Das Buch gilt als Standardwerk zum Thema Veganismus und wird, wie auf der Buchrückseite erwähnt, als die „Bibel der Veganer" propagiert. Im Folgenden werden die Ergebnisse bezüglich der einzelnen Nährstoffgruppen aus dem Kapitel: „Vegane Mütter und Kinder" dargestellt.

Protein und Energie

„Da Kleinkinder kleine, leicht zu füllende Mägen haben, sollten entsprechend zubereitete, energiereiche Nahrungsmittel, wie Getreide, Hülsenfrüchte und Aufstriche aus Nüssen und Samen fester Bestandteil der Nahrung sein."[164] Weiter heißt es, dass Veganer die empfohlene Menge Kohlenhydrate verzehren.[165] Die Autorin kommt zu folgendem Schluss: „Mit abwechslungsreicher veganer Kost ernährte Säuglinge und Kinder erhalten ausreichend Eiweiß und Energie, sind gesund und wachsen normal. Sie sind zwar in der Regel leichter gebaut als omnivore Kinder, ihre Größe und ihr Gewicht liegen aber im normalen Rahmen."[166]

---

[163] Vgl. Klaper: VivaVegan für Mutter und Kind, 1997, S. 15.

[164] Langley: Vegane Ernährung, 2010, S. 169.

[165] Vgl. Langley: Vegane Ernährung, 2010, S. 172.

[166] Langley: Vegane Ernährung, 2010, S. 171.

Vitamine

Langley geht auch von einer ausreichenden Zufuhr der meisten Vitamine aus. Lediglich Vitamin B12 und Vitamin D müssen supplementiert werden. Dazu führt sie aus:

> „Studien mit veganen Kindern lassen den Schluß [!] zu, daß [!] die Ernährung der Kinder eine hohe Vitaminzufuhr gewährleistet. Die Vitamine sind dabei entweder von Natur aus in der Nahrung enthalten, oder werden von Zusatzpräparaten geliefert, wie bei Vitamin B12. Vitaminunterversorgung kommt bei veganen Kindern ausgesprochen selten vor und beschränkt sich auf die Vitamine B12 und D.“[167]

Zur Versorgung mit Vitamin B12 wird die Integration von angereicherten Lebensmitteln empfohlen[168] sowie die Verabreichung von Vitaminpräparaten.[169] Für eine ausreichende Versorgung mit Vitamin D werden eine tägliche Belichtung der Haut mit Tageslicht sowie eine alternative Versorgung durch angereicherte Lebensmittel oder Zusätze angegeben.[170] Der Bedarf an den übrigen Vitaminen wird demnach durch eine ausgewogene vegane Ernährung gedeckt.

Mineralstoffe

Eine mögliche Unterversorgung mit Kalzium wird auf eine falsch zusammengestellte vegane Kost zurückgeführt, ebenso eine Unterversorgung mit Eisen, Zink und Jod.[171] Langley sagt: „Von einigen ausgesprochen seltenen Ausnahmen abgesehen hat sich herausgestellt, daß [!] vegane Kost Mineralstoffe in ausreichender Menge liefert, um in Schwangerschaft und Stillzeit sowie im Säuglingsalter und die ganze Kindheit durch die volle Gesundheit zu gewährleisten.“[172]

Fazit

Das Fazit lautet deshalb wie folgt: „Wohldurchdachte vegane Ernährungsformen, die eine breite Vielfalt pflanzlicher Nahrungsmittel bieten, decken jeglichen Nährstoffbedarf schwangerer und stillender Frauen und ihrer Kinder, vom Säuglingsalter bis in die Jugend.“[173]

Hinsichtlich der angeführten Studien und Forschungsergebnisse, welche sich lediglich auf geringe Probandenzahlen stützen und zudem bereits veraltet sind, wird im Nachwort ausdrücklich auf den Forschungsbedarf hingewiesen. Die immer wieder erwähnten Fälle von Mangelerscheinungen und Unterversorgungen werden im Buch ebenfalls aufgegriffen

---

[167] Langley: Vegane Ernährung, 2010, S. 187.

[168] Vgl. Langley: Vegane Ernährung, 2010, S. 179.

[169] Vgl. Langley: Vegane Ernährung, 2010, S. 183.

[170] Vgl. Langley: Vegane Ernährung, 2010, S. 185.

[171] Vgl. Langley: Vegane Ernährung, 2010, S. 188 ff.

[172] Langley: Vegane Ernährung, 2010, S. 195.

[173] Langley: Vegane Ernährung, 2010, S. 202.

und dementiert, da sie größtenteils auf eine falsch durchgeführte vegane Ernährung zurückzuführen sind. Von der Autorin wird dies folgendermaßen kommentiert:

> „Viele der in diesem Buch behandelten Forschungsberichte haben sich vor allem auf die Risiken einer Unterversorgung oder gelegentlich auftretende Probleme konzentriert. Es ist klar, daß [!] Wissenschaftler in erster Linie die Abweichungen von der Norm beleuchten, und daß [!] Ernährungsexperten in solchen Fällen die Warnglocken läuten. Wir sollten jedoch nicht vergessen, daß [!] die Norm selbst nicht unbedingt gesund ist, und ein in der Fachpresse beschriebener Fall von Unterversorgung eine seltene Ausnahme darstellt.“[174]

Weiterhin betont Gill Langley immer wieder, so auch im Nachwort, die erfolgreiche vegane Ernährung tausender Menschen weltweit.[175]

11.3 Mein Viva Vegan Baby

Silke Ruthenberg lebte seit mehr als 20 Jahren vegan, als sie ein Kind bekam. In ihrem Buch: „Mein Viva Vegan Baby" schildert sie in sehr persönlicher Form ihre Erfahrungen. Die Kapitel: „Schwanger und gesunde vegane Ernährung" und „Vegane Ernährung für das Baby" decken den ernährungsphysiologischen Aspekt ab. Im Letzteren äußert sich die Autorin wie folgt: „Eine richtig zusammengestellte und abwechslungsreiche vegane Kost erfüllt alle Voraussetzungen für eine gesunde Ernährung von Babys und Kindern."[176] Diese richtig zusammengestellte und abwechslungsreiche Kost kann demnach erfolgen, indem 10 „Regeln für eine gesunde vegane Babykost"[177] befolgt werden, welche Silke Ruthenberg aufgeführt hat. Bei diesen Richtlinien handelt es sich um eine geschmälerte Fassung der Richtlinien von Gill Langley aus dem Buch: „Vegane Ernährung", welche zum Teil in Kapitel 8.3 aufgeführt sind. Silke Ruthenberg hat diese und andere Richtlinien in ihrem Buch aufgegriffen, sieht diese jedoch lediglich als Richtungsweiser und hat das bei der Ernährung ihres Sohnes entsprechend umgesetzt.

Sie fütterte zusätzlich zum Stillen vorgekaute Nahrung vom Finger. Dabei hielt sie in etwa die Reihenfolge für die Einführung der Gemüsesorten ein, die in Babybüchern empfohlen wird. Nach Möhren, Kürbis und Kartoffeln folgten schnell auch andere Gemüsesorten. Im Alter von 10 Monaten aß ihr Sohn alles, was auch sie verzehrte, also unter anderem Gemüse, Nudeln, Vollkornbrot, Tofu, Soja und Sojajoghurt. Die Verwendung von Hiseflocken und Hirsenudeln sollte dabei eine bedarfsdeckende Eisenzufuhr unterstützen. Vitamin B12 wurde in Form von Brei, der mit Sojagen und Multivitaminsaft angerührt wurde, zugeführt. Zudem hat Silke Ruthenberg energiereiche Kost gewählt und damit die geringe Kapazität des Säuglingsmagens berücksichtigt.[178]

---

[174] Langley: Vegane Ernährung, 2010, S. 234.

[175] Vgl. Langley: Vegane Ernährung, 2010, S. 234.

[176] Ruthenberg: Mein VivaVegan Baby, S .42.

[177] Vgl. Ruthenberg: Mein VivaVegan Baby, S. 43.

[178] Vgl. Ruthenberg: Mein VivaVegan Baby, S. 45.

Abschließend appelliert Silke Ruthenberg an ihre Leser: „Machen Sie`s doch einfach wie ich. Aljoscha ist innerhalb eines Jahres mit dieser Kost vital, kräftig und kerngesunde 9 kg schwer und 75 cm lang geworden."[179]

Im Kapitel: „Schwanger und gesunde vegane Ernährung" werden einzelne Nährstoffe ausführlich behandelt, indem neben einer Fülle von gesammelten Informationen zum Nährstoffbedarf, zur Steigerung der Bioverfügbarkeit von Lebensmitteln, zu Studienergebnissen auch Verzehrempfehlungen für schwangere Frauen miteinbezogen werden. Diese Informationen müssen größtenteils auf das Kapitel bezüglich der Ernährung von Säuglingen und Kleinkindern übertragen werden, da diese dort in diesem Umfang nicht erneut dargestellt sind.

Das Buch fasst in den zwei vorgestellten Kapiteln wichtige Grundlagen zur veganen Ernährung in Schwangerschaft, Stillzeit und im Säuglingsalter zusammen. Dazu werden verschiedene Quellen herangezogen, welche jedoch nicht aufgeführt sind. Durch die persönlichen Erfahrungen der Autorin und ihren Appell, die vegane Ernährung nicht genau zu kalkulieren, sondern auch nach eigenem Ermessen zu handeln, unterscheidet dieses Buch von anderen Werken.

---

[179] Ruthenberg: Mein VivaVegan Baby, S. 46.

12 Diskussion

Im Folgenden sollen die Ergebnisse der Arbeit zusammenfassend diskutiert werden. In Bezug auf die zentrale Fragestellung dieser Arbeit, ob eine vegane Ernährung aus ernährungsphysiologischer Sicht für Säuglinge und Kleinkinder geeignet ist, lässt sich feststellen, dass die Standpunkte diesbezüglich verschieden sind.

12.1 Studienergebnisse

Es folgt zunächst eine alleinige Beurteilung der Studien, da die Studienergebnisse nicht alle Aspekte abdecken, welche in den Stellungnahmen der Experten sowie in der populärwissenschaftlichen Literatur behandelt werden. In der nachstehenden Tabelle sind die zu vergleichenden Studienergebnisse bezüglich der Energie- und Proteinzufuhr und die Angaben zu Größe und Gewicht der untersuchten Kinder übersichtlich gegenübergestellt.

Bei der vergleichenden, tabellarischen Gegenüberstellung der Standpunkte, bezogen auf Größe und Gewicht, auf die Energiezufuhr sowie auf die Proteinzufuhr, lassen sich keine negativen Auswirkungen einer veganen Ernährung im Kindesalter ausmachen.

Die Studien sind jedoch kritisch zu betrachten. Zum einen müssen diese als veraltet betrachtet werden, da die Ergebnisse nicht ohne Weiteres auf die heutige Zeit übertragbar sind. Mittlerweile ist es einfacher, sich vegan zu ernähren, da entsprechende und vor allem angereicherte Produkte in den meisten Lebensmittelmärkten erhältlich sind. Des Weiteren gelten heute aufgrund neuer wissenschaftlicher Erkenntnisse andere Ernährungsempfehlungen.

Zum anderen sind die Untersuchungsgruppen bei drei der vier aufgeführten Studien sehr klein und stützen sich zudem auf eine schmale Datengrundlage. Auch ist nicht immer klar, ob es sich bei den untersuchten Kindern tatsächlich um vegan ernährte Kinder handelt. Teilweise wird sogar explizit der Konsum tierischer Produkte erwähnt.

Ausführlichere Angaben zu den Studien können an dieser Stelle nicht gemacht werden, da nur zu der Studie: „The growth and development of vegan children", die in Kapitel 9.3 vorgestellt wurde, Primärliteratur zur Verfügung steht. Weitere Informationen stammen aus Sekundärliteratur oder einem Abstract der Studien.

Neuere Studien, insbesondere Langzeitstudien zur veganen Kinderernährung gibt es derzeit leider nicht.

Darst. 4: Studienergebnisse

	Jahr	Versuchs-gruppe	Daten-grundlage	Größe und Gewicht	Energie-zufuhr	Protein-zufuhr
Preschool vegetarian children. Dietary and anthro-pometric data.	1980 USA	48 Kinder 2–5 Jahre	Ernährungs-tagebuch: 3 Tage	im Mittel unter dem Durch-schnitt (ausge-nommen die 2jährigen)	über den Empfeh-lungen	über den Empfeh-lungen
Growth of vegetarian children: The Farm Study.	1989 USA	404 Kinder 4 Monate – 10 Jahre	Vermessung	entspra-chen annähernd der Norm		
An anthro-pometric and dietary assess-ment of the nutritional status of vegan preschool children.	1981 GB	23 Kinder 1–5 Jahre	Ernährungs-tagebuch: 7 Tage	im Rahmen (Kinder sind etwas leichter)	im Rah-men	über den Empfeh-lungen
The growth and deve-lopment of vegan children.	1992 GB	20 Kinder 5,8– 12,8 Jahre	Ernährungs-tagebuch: 7 Tage	im Rahmen (Kinder sind etwas leichter)	im Rah-men	im Rah-men

Quelle: Verfasser.

12.2 Expertenmeinungen und populärwissenschaftliche Literatur

Die Ansichten der Experten sowie auch die populärwissenschaftlichen Aussagen unterscheiden sich in Bezug auf einzelne Aspekte voneinander. Deutlich wird dies anhand der nachstehenden Tabellen in der die Beurteilungen bezüglich der Zufuhr von Energie, Protein, Vitamin D und Vitamin B12 sowie der Mineralstoffe Kalzium, Zink, Eisen und Jod gegenübergestellt werden. Die Auswahl beschränkt sich dabei auf die Nährstoffgruppen, welche in den Abhandlungen für eine Gegenüberstellung ausreichend behandelt wurden. Die Darstellungen umfassen die Expertenmeinungen der ADA, der AAP, der DGE und von Claus Leitzmann sowie populärwissenschaftliche Standpunkte aus dem Ratgeber: „Viva Vegan für Mutter und Kind" von Michael Klaper, aus dem Buch: „Vegane Ernährung" von Gill Langley sowie aus dem Erfahrungsbericht: „Mein Viva Vegan Baby" von Silke Ruthenberg. Die erläuterten Standpunkte lassen vollgestillte Säuglinge außen vor, da die Zufuhr der Nährstoffe von der Ernährung der Mutter abhängig ist, und beziehen sich deshalb auf Säuglinge, welche Beikost zugeführt bekommen, sowie auf Kinder, die nicht mehr gestillt werden.

Darst. 5: Standpunkte bezüglich der Energie- und Proteinzufuhr

	Energie	Protein
ADA	++	++
AAP	++	++
DGE	+	+
Leitzmann	+	++
Klaper	++	++
Langley	++	++
Ruthenberg	++	++

Quelle: Verfasser.

Legende

–	= unzureichend, muss supplementiert oder mit angereicherten Lebensmitteln zugeführt werden
~	= kann oder muss unter Umständen oder zur Vorsicht supplementiert oder mit angereicherten Lebensmitteln unterstützend zugeführt werden
+	= in der Regel ausreichend - ein Mangel ist jedoch nicht auszuschließen
++	= ausreichend

Energie

Die AAD beurteilt die Energieaufnahme bei häufigen Mahlzeiten und Zwischenmahlzeiten sowie durch die Verwendung einiger raffinierter Nahrungsmittel wie angereicherte Frühstücksflocken, Brot und Nudeln und von Nahrungsmitteln mit einem höheren Gehalt an ungesättigtem Fett als ausreichend.[180] Auch die AAP spricht von einer Energieaufnahme, welche der von Nichtvegetariern annähernd gleichkommt und somit der empfohlenen Menge entspricht. Gerade bei Säuglingen muss jedoch die geringe Magenkapazität berücksichtigt werden und dementsprechend energiereiche Nahrung zugeführt werden, sodass dann von einem normalen Wachstum bei vegan ernährten Kindern ausgegangen werden kann.[181] Die DGE hingegen spricht bezüglich eines Fallbeispiels von vegan und makrobiotisch ernährten kaukasischen Kindern, dessen Ernährung nicht weiter erläutert wird, von einer möglichen unzureichenden Energiezufuhr und einer daraus resultierenden Wachstumsverzögerung, trifft aber weiter keine Aussagen.[182] Demnach muss die Einschätzung der DGE so eingeordnet werden, dass die Energiezufuhr ausreichend sein kann, bei einer falschen Ernährung jedoch das Risiko einer unzureichenden Energiezufuhr besteht. Auch Claus Leitzmann warnt vor Problemen, welche aufgrund der Verabreichung energiearmer Kost mit einem hohen Ballaststoffgehalt auftreten können.[183] Auf eine bedarfsdeckende Zufuhr an Nahrungsenergie muss demnach besonders geachtet werden, diese kann jedoch durch eine abwechslungsreiche vegane Kost erreicht werden.[184] Michael Klaper[185], Gill Langley[186] sowie auch Silke Ruthenberg[187] sehen trotz geringerer Magenkapazität keine Gefährdung der Energiezufuhr, wenn energiereiche Nahrung zugeführt und auf eine geringe Ballaststoffzufuhr geachtet wird.

Die Meinungen diesbezüglich stimmen größtenteils überein. Lediglich die DGE und Claus Leitzmann betonen das Risiko einer unzureichenden Bedarfsdeckung. Eine ausgewogene vegane Ernährung, welche energiereiche Nahrungsmittel sowie einen reduzierten Ballaststoffanteil enthält und somit die geringere Magenkapazität von Kindern berücksichtigt, bietet demnach eine bedarfsdeckende Energieaufnahme und stellt somit auch ein normales Wachstum sicher.

---

[180] Vgl. American Dietetic Association: Vegetarian Diets, 2003, S. 755.

[181] Vgl. American Dietetic Association: Vegetarian Diets, 2009, S. 210.

[182] Vgl. www.dge.de (22.12.2012).

[183] Vgl. Leitzmann: Vegetarische Ernährung, 2010, S. 295.

[184] Vgl. Leitzmann: Vegetarische Ernährung, 2010, S. 297.

[185] Vgl. Klaper: VivaVegan für Mutter und Kind, 1997, S. 51.

[186] Vgl. Langley: Vegane Ernährung, 2010, S. 169.

[187] Vgl. Ruthenberg: Mein VivaVegan Baby, S. 43.

Protein

Die Proteinaufnahme ist nach vorherrschender Meinung in der Regel ausreichend, oder übertrifft sogar die Empfehlungen. Die ADA räumt ein, dass vegan ernährte Kinder aufgrund von Unterschieden bezüglich der Proteinverdaulichkeit pflanzlicher Lebensmittel einen gering erhöhten Proteinbedarf haben können. Die durchschnittliche Proteinaufnahme entspricht aber im Allgemeinen den Empfehlungen oder übertrifft diese sogar.[188] Die AAP weist wie die ADA darauf hin, dass durch die geringere Proteinverdaulichkeit möglicherweise eine erhöhte Proteinzufuhr nötig ist, welche jedoch durch ein vielfältiges Nahrungsangebot gedeckt werden kann und somit auch den Empfehlungen entspricht.[189] Claus Leitzmann teilt diese Meinung und greift die Aussagen der AAD und AAP auf.[190]

Auch Michael Klaper[191], Gill Langley[192] und auch Silke Ruthenberg[193] sind der Ansicht, dass der Proteinbedarf durch eine entsprechende Zusammenstellung pflanzlicher Nahrungsmittel gedeckt werden kann und das Wachstum der Kinder somit der Norm entspricht. Die DGE hingegen sieht ein erhöhtes Risiko einer unzureichenden Proteinzufuhr in den ersten Lebensjahren, die aus einer unzureichenden Kombination verschiedener pflanzlicher Proteinquellen resultieren kann. Die DGE kommt aufgrund einiger Fallbeispiele zu diesem Ergebnis, welche jedoch keine ausgewogene vegane Ernährung zur Grundlage hatten.[194]

Nach einhelliger Auffassung kann die biologische Wertigkeit pflanzlicher Nahrungsmittel durch die Kombination geeigneter Proteinquellen erhöht und der Proteinbedarf problemlos gedeckt werden. Lediglich die DGE betont ein bestehendes Risiko einer unzureichenden Proteinzufuhr durch die begrenzte Lebensmittelauswahl der veganen Ernährung.[195]

---

[188] Vgl. American Dietetic Association: Vegetarian Diets, 2003, S. 755.

[189] Vgl. American Academy of Pediatrics: Nutrirtional aspects of vegetarian diets, 2009, S. 210 f.

[190] Vgl. Leitzmann: Vegetarische Ernährung, 2010, S. 295.

[191] Vgl. Klaper: VivaVegan für Mutter und Kind, 1997, S. 51.

[192] Vgl. Langley: Vegane Ernährung, 2010, S. 171.

[193] Vgl. Ruthenberg: Mein VivaVegan Baby, S. 45.

[194] Vgl. www.dge.de (22.12.2012).

Darst. 6: Standpunkte bezüglich der Vitaminzufuhr

	Vitamin D	Vitamin B12
ADA	~	–
AAP	~	–
DGE	~	–
Leitzmann	~	–
Klaper	+	–
Langley	~	–
Ruthenberg	+	–

Quelle: Verfasser.

Legende

–	= unzureichend, muss supplementiert oder mit angereicherten Lebensmitteln zugeführt werden
~	= kann oder muss unter Umständen oder zur Vorsicht supplementiert oder mit angereicherten Lebensmitteln unterstützend zugeführt werden
+	= in der Regel ausreichend - ein Mangel ist jedoch nicht auszuschließen
++	= ausreichend

Vitamin B12

Bezüglich der Aufnahme von Vitamin B12 weichen die Meinungen nur wenig voneinander ab. Die ADA[196], AAP[197] und DGE[198], sowie Claus Leitzmann[199], Michael Klaper[200] und Gill Langley[201] betonen ausdrücklich die notwendige Zufuhr von Vitamin B12 durch angereicherte Lebensmittel und Supplemente. Silke Ruthenberg hingegen verwendet laut eigener Angaben ausschließlich angereicherte Lebensmittel, empfiehlt aber alternativ ebenfalls Ergänzungspräparate.[202]

Da Vitamin B12 in keinem pflanzlichen Nahrungsmittel enthalten ist, muss in jedem Fall auf angereicherte Lebensmittel oder Supplemente zurückgegriffen werden.

---

[196] Vgl. American Dietetic Association: Vegetarian Diets, 2003, S. 755.

[197] Vgl. American Academy of Pediatrics: Nutrirtional aspects of vegetarian diets, 2009, S. 213.

[198] Vgl. www.dge.de (22.12.2012).

[199] Vgl. Leitzmann: Vegetarische Ernährung, 2010, S. 296.

[200] Vgl. Klaper: Viva Vegan für Mutter und Kind, 1997, S. 71 f.

[201] Vgl. Langley: Vegane Ernährung, 2010, S. 183.

[202] Vgl. Ruthenberg: Mein VivaVegan Baby, S. 43 ff.

Vitamin D

Die AAP[203] empfiehlt wie die ADA[204] im Falle einer unzureichenden Sonnenexposition und einem nicht ausreichenden Verzehr angereicherter Lebensmittel, die Verabreichung von Vitamin D-Nahrungsergänzungen. Die DGE indessen verweist lediglich auf eine notwendige Rachitis-Prophylaxe mit Vitamin D-Supplementen im ersten Lebensjahr.[205] Bezüglich der Versorgung mit Vitamin D werden von Claus Leitzmann[206] und Gill Langley[207] eine tägliche Belichtung der Haut mit Tageslicht sowie eine alternative Versorgung durch angereicherte Lebensmittel oder Zusätze angegeben. Michael Klaper[208] und Silke Ruthenberg[209] hingegen empfehlen neben dem Aufenthalt an der frischen Luft nur bei unzulänglicher Sonnenbestrahlung ein Vitaminpräparat.

Nur Michael Klaper und Silke Ruthenberg schätzen einen regelmäßigen Aufenthalt im Freien als ausreichend ein, um den Bedarf an Vitamin D durch Eigensynthese zu decken. Die anderen Empfehlungen umfassen zusätzlich angereicherte Lebensmittel und die Supplementierung mit Vitamin D.

---

[203] Vgl. American Academy of Pediatrics: Nutrirtional aspects of vegetarian diets, 2009, S. 213.

[204] Vgl. American Dietetic Association: Vegetarian Diets, 2003, S. 753.

[205] Vgl. www.dge.de (22.12.2012).

[206] Vgl. Leitzmann: Vegetarische Ernährung, 2010, S. 296.

[207] Vgl. Langley: Vegane Ernährung, 2010, S. 185.

[208] Vgl. Klaper: VivaVegan für Mutter und Kind, 1997, S. 72 f.

[209] Vgl. Ruthenberg: Mein VivaVegan Baby, S. 42.

Darst. 7: Standpunkte bezüglich der Mineralstoffzufuhr

	Kalzium	Zink	Eisen	Jod
ADA	+	+	+	+
AAP	~	+	+	+
DGE	~	~	~	~
Leitzmann	++	++	++	~
Klaper	+	~	+	
Langley	+	+	+	+
Ruthenberg	~		+	~

Quelle: Verfasser.

Legende

–	= unzureichend, muss supplementiert oder mit angereicherten Lebensmitteln zugeführt werden
~	= kann oder muss unter Umständen oder zur Vorsicht supplementiert oder mit angereicherten Lebensmitteln unterstützend zugeführt werden
+	= in der Regel ausreichend - ein Mangel ist jedoch nicht auszuschließen
++	= ausreichend

Kalzium

Die AAP weist auf kalziumreiche und angereicherte Nahrungsmittel hin sowie auch auf eine mögliche Supplementierung, wenn der Bedarf nicht durch die Nahrungsaufnahme gedeckt werden kann.[210] Auch die ADA weist bezüglich einer bedarfsdeckenden Kalzium- aufnahme auf gute Kalziumquellen aber auch auf die mögliche Erhöhung der biologischen Wertigkeit dieser Nahrungsmittel hin.[211] Die DGE geht durch den Verzicht auf Milch und Milchprodukte von einer Kalziumzufuhr aus, welche deutlich unter der empfohlenen Zufuhr liegt. Diesbezüglich verweist die DGE auf die Empfehlung der ADA.[212] Die DGE weist ausdrücklich auf eine geringere Kalziumzufuhr hin, welche durch den Verzicht von Milch und Milchprodukten zu verantworten sei. Dabei wird nicht beachtet, dass es bei einem übermäßigen Verzehr von tierischem Eiweiß zu einer negativen Kalziumbilanz kommen kann, da der Körper dann unter Umständen mehr Kalzium über den Urin aus- scheidet, als er aufnimmt.[213]

---

[210] Vgl. American Academy of Pediatrics: Nutrirtional aspects of vegetarian diets, 2009, S. 215.

[211] Vgl. American Dietetic Association: Vegetarian Diets, 2003, S. 750.

[212] Vgl. www.dge.de (22.12.2012).

[213] Vgl. Robbins: Ernährung für ein neues Jahrtausend, 1995, S. 180.

Claus Leitzmann[214] und Gill Langley[215] gehen von einer ausreichenden Deckung des Kalziumbedarfs durch entsprechend zusammengestellte Nahrung aus. Michael Klaper ist derselben Meinung, befürwortet jedoch bei einem festgestellten Mangel die Zufuhr von Supplementen.[216] Silke Ruthenberg empfiehlt neben der Verwendung kalziumreicher Nahrungsmittel auch angereicherte Nahrungsmittel, aber keine Supplementierung.[217]

Es bestehen zwar unterschiedliche Auffassungen, jedoch mit der Tendenz zu einer ausreichenden Versorgung mit Kalzium durch pflanzliche Nahrungsmittel. Die Verwendung angereicherter Lebensmittel ist dabei von Bedeutung. Mit Kalzium angereichertes Trinkwasser und angereicherte Sojamilch können so täglich zur Deckung des Kalziumbedarfs beitragen. Des Weiteren ist durch die Verwendung guter Kalziumquellen und deren mögliche Erhöhung der Bioverfügbarkeit eine entsprechend bedarfsdeckende Zufuhr durchaus möglich.

Eisen

Die AAP betont die Bedeutung geeigneter Eisenquellen, um der schlechteren Bioverfügbarkeit von Eisen aus pflanzlichen Nahrungsmitteln entgegenzuwirken.[218] Die ADA geht ebenfalls bei einer Aufnahme guter Eisenquellen von einer Eisenzufuhr im Normbereich aus.[219] Die DGE hingegen trifft nur ungenaue Aussagen zur Deckung des Eisenbedarfs und verweist auf allgemeine Empfehlungen zur Vermeidung eines Eisenmangels im Säuglings- und Kleinkindesalter. Diese beinhalten die Verabreichung eisenangereicherter Säuglingsnahrungen sowie eisenreicher Beikost und die Erhöhung der Bioverfügbarkeit pflanzlicher Lebensmittel. Außerdem wird irritierenderweise die Einführung von Kuhmilchgetränken ab dem 2. Lebensjahr aufgeführt.[220] Claus Leitzmann[221], Gill Langley[222] und Michael Klaper[223] gehen von einer ausreichenden Deckung des täglichen Bedarfs an Eisen durch die Nahrung aus.

---

[214] Vgl. Leitzmann: Vegetarische Ernährung, 2010, S. 295 f.

[215] Vgl. Langley: Vegane Ernährung, 2010, S. 195.

[216] Vgl. Klaper: VivaVegan für Mutter und Kind, 1997, S. 73 f.

[217] Vgl. Ruthenberg: Mein VivaVegan Baby, S. 42.

[218] Vgl. American Academy of Pediatrics: Nutrirtional aspects of vegetarian diets, 2009, S. 214.

[219] Vgl. American Dietetic Association: Vegetarian Diets, 2003, S. 750.

[220] Vgl. www.dge. de (22.12.2012).

[221] Vgl. Leitzmann: Vegetarische Ernährung, 2010, S. 295 f.

[222] Vgl. Langley: Vegane Ernährung, 2010, S. 195.

[223] Vgl. Klaper: VivaVegan für Mutter und Kind, 1997, S. 74 f.

Silke Ruthenberg empfiehlt für die Deckung des Eisenbedarfs besonders eisenreiche Nahrungsmittel.[224]

Demnach enthält vegane Kost bis auf die Auffassung der DGE im Allgemeinen ausreichende Mengen an Eisen.

Zink

Die ADA weist auf einen möglichen erhöhten Zinkbedarf hin, da durch eine pflanzliche Ernährung mehr Phytat aufgenommen wird, welches die Zinkaufnahme hemmt. Infolgedessen wird auf die Verwendung guter Zinkquellen verwiesen und es werden Zubereitungsmethoden genannt, welche die Bioverfügbarkeit von Zink erhöhen.[225] Auch die AAP hält Nahrungsergänzungsmittel für unnötig.[226] Die DGE verweist bezüglich auf die Aussagen der ADA und trifft darüber hinaus keine weiteren Aussagen.[227]

Claus Leitzmann[228] und Gill Langley[229] gehen von einer ausreichenden Deckung des Zinkbedarfs aus, wenn die Nahrungsmittel entsprechend zusammengestellt werden. Laut Michael Klaper müsste der Zinkbedarf durch pflanzliche Lebensmittel in Kombination mit angereicherten Nahrungsmitteln gedeckt sein. Da ein Mangel jedoch nicht auszuschließen ist, empfiehlt er bei Bedarf eine zusätzliche Verabreichung von Zinkpräparaten, die den Mahlzeiten beigemengt werden sollen.[230]

Die Zinkzufuhr kann demzufolge durch eine vegane Ernährung gedeckt werden. Silke Ruthenberg greift die Zinkzufuhr bezüglich der Kinderernährung erst gar nicht auf und spricht zuvor sogar von einer höheren Zinkzufuhr bei Veganern im Vergleich zur Durchschnittsbevölkerung.[231]

---

[224] Vgl. Ruthenberg: Mein VivaVegan Baby, S. 46.

[225] Vgl. American Dietetic Association: Vegetarian Diets, 2003, S. 750.

[226] Vgl. American Academy of Pediatrics: Nutrirtional aspects of vegetarian diets, 2009, S. 214.

[227] Vgl. www.dge.de (22.12.2012).

[228] Vgl. Leitzmann: Vegetarische Ernährung, 2010, S. 295 f.

[229] Vgl. Langley: Vegane Ernährung, 2010, S. 195.

[230] Vgl. Klaper: VivaVegan für Mutter und Kind, 1997, S. 75.

[231] Vgl. Ruthenberg: Mein VivaVegan Baby, S. 35.

Jod

Die DGE verweist bei Einführung der Beikost auf eine Jodprophylaxe.[232] Die AAP[233] sowie die ADA[234] gehen bei einer Verwendung von Jodsalz von einer ausreichenden Zufuhr dieses Mineralstoffs aus. Claus Leitzmann empfiehlt die Verwendung von jodiertem Speisesalz und den gelegentlichen Verzehr von Algen, um den Jodbedarf zu decken.[235] Laut Gill Langley wird der Jodbedarf durch eine entsprechend zusammengestellte Ernährung gedeckt.[236] Von Michael Klaper und Silke Ruthenberg wird die Jodzufuhr nicht einzeln behandelt, sodass von einer Deckung durch die alltägliche Ernährung auszugehen ist.

Insgesamt kann man von einer bedarfsgerechten Jodzufuhr sprechen, insbesondere bei der Verwendung von jodiertem Speisesalz.

Infolge der Gegenüberstellung der einzelnen Standpunkte ist ein Ergebnis ersichtlich, welches zu einer möglichen veganen Ernährung bei Säuglingen und Kindern tendiert. Auffallend sind die größtenteils gleichen oder ähnlichen Standpunkte bezüglich der einzelnen Nährstoffgruppen, von denen meist lediglich die DGE abweicht. Die DGE bewertet die Zufuhr einzelner Nährstoffe vorwiegend schlechter, verweist auf andere Stellungnahmen oder kommt zu keiner eindeutigen Aussage. Aus diesem Grund wird das Positionspapier der DGE im Folgenden näher beleuchtet.

12.3 Dementi der DGE-Stellungnahme

Eine vegane Kinderernährung ist laut der DGE nicht möglich. In der Pressemitteilung aus dem Jahr 2011 bezieht die DGE eindeutig Stellung: „Eine vegane Ernährung hält die DGE im gesamten Kindesalter für ungeeignet."[237] In dieser Pressemitteilung mit dem Titel „Vegane Ernährung: Nährstoffversorgung und Gesundheitsrisiken im Säuglings- und Kindesalter" und ihren insgesamt 54 wissenschaftlichen Quellen soll diese Behauptung nachgewiesen werden. Dieser Text besteht aus einer Einleitung sowie einem Fazit und diskutiert im Hauptteil die Nährstoffe: Energie und Protein, Eisen, Kalzium, Jod, Zink, Vitamin B12, Vitamin D und Omega-3-Fettsäuren.

---

[232] Vgl. www.dge.de (22.12.2012).

[233] Vgl. American Academy of Pediatrics: Nutrirtional aspects of vegetarian diets, 2009, S. 215.

[234] Vgl. American Dietetic Association: Vegetarian Diets, 2003, S. 754.

[235] Vgl. Leitzmann: Vegetarische Ernährung, 2010, S. 296.

[236] Vgl. Langley: Vegane Ernährung, 2010, S. 194.

[237] www.dge.de (22.12.2012).

Das Positionspapier der DGE muss jedoch kritisch betrachtet werden. Die DGE stützt sich auf Quellen, welche keine vegane Ernährung zum Untersuchungsgegenstand haben. Die größte Gruppe davon bilden die Untersuchungen, die sich mit der makrobiotischen statt der veganen Ernährung befassen. Die DGE schreibt, dass Makrobiotik eine Ausprägung der veganen Ernährung sei. Sie sieht sich jedoch genötigt, anschließend zu ergänzen, dass die makrobiotische Ernährung auch Fisch enthalten kann, „womit die Ernährungsweise im eigentlichen Sinne nicht mehr vegan ist."[238] Die DGE verwendet zudem Quellen, denen weitere Ernährungsformen zugrunde liegen, welche nicht als eine vegane Ausprägung untergeordnet werden können. Dies betrifft unter anderem die Quelle James et al. 1985, welche die Ernährungslehre I-Tal der Rastfarie-Religion behandelt.[239] Diese Ernährungslehre enthält unter anderem den Konsum von Fisch oder Geflügel.[240] Es werden weitere Quellen genannt, welche andere Ernährungsformen umfassen, die nicht vegan sind. Die Quelle Dwyer et al. 1983 vergleicht beispielsweise Makrobiotiker mit Vegetariern und Omnivoren. Was man daraus für Veganer, die nicht explizit vorkommen, schließen soll, bleibt rätselhaft. Man könnte vermuten, dass ein Teil der hier als Vegetarier Bezeichneten, Veganer sind. Ohne Abgrenzung sind diese Informationen jedoch nicht nützlich. Zwar wird im Positionspapier an ein paar Stellen explizit von „makrobiotischen" bzw. „makrobiotisch ernährten" Kindern gesprochen. Aber dies geschieht zum einen nicht an allen Stellen und zum anderen fehlt eine solche Differenzierung bei den anderen Quellen, deren untersuchte Probanden sich ebenfalls nicht vegan ernährt haben.

Die Autoren der DGE und andere Ernährungswissenschaftler würden in zumindest einigen Fällen dagegenhalten, der Tierproduktkonsum in geringfügigen Ausmaßen mache aus ernährungsphysiologischer Sicht keinen bedeutenden Unterschied. Daher seien auch diese Quellen für Rückschlüsse auf vegane Ernährung zulässig.

Dies ist aus zwei Gründen fragwürdig. Zum einen lassen sich einzelne Faktoren der Ernährung schwer isolieren. Bei all den oben genannten Fällen ist die Menge und Zusammensetzung der nicht-veganen Anteile an der Ernährung meist gänzlich unklar. Welche Beobachtungen dann auf welche Faktoren der veganen und auf welche der nicht-veganen Anteile zurückgehen, bleibt meist nur Spekulation. Zum anderen weisen diese nicht-veganen Ernährungsformen und Ernährungslehren, deutliche Unterschiede in der Auswahl der Lebensmittel auf. So lehnt die am häufigsten zitierte Makrobiotik auch viele pflanzliche Lebensmittel ab. Durch solche, aus Sicht der veganen Ernährung, unnötigen Einschränkungen von wichtigen pflanzlichen Nahrungsmitteln kommt es viel eher als beim tatsächlichen Veganismus zu den kritisierten Engpässen bei der Versorgung mit einzelnen Nährstoffen.

---

[238] www.dge.de (22.12.2012).

[239] Vgl. www.ncbi.nlm.nih.gov/pubmed/3919837 (03.01.2012).

[240] Vgl. www.rasta-revolution.de (02.01.2013).

Dazu kommt die Problematik der Aktualität der Quellen, die im DGE-Positionspapier benutzt werden. Im Positionspapier der ADA, das der DGE vorlag und das auch von der DGE zitiert wurde, wird ausdrücklich auf die Problematik alter Untersuchungen hingewiesen. Anhand dieser ließen sich nur sehr bedingt Aussagen über heutige Verhältnisse treffen. Zudem fand in den letzten Jahren ein Wandel statt, sodass der Nährstoffbedarf durch eine größere Produktvielfalt und –verfügbarkeit entsprechender Lebensmittel leichter gedeckt werden kann.[241]

Bei der ADA stammen von insgesamt 204 Quellen nur zwei aus den 1970er Jahren und elf aus den 1980er Jahren. Bei der DGE stammen von insgesamt 54 Quellen 2 aus den 1970er und 8 aus den 1980er Jahren. Während bei der ADA also nur 6,3 % der Quellen aus der Zeit vor 1990 stammen, sind es bei der DGE mit 18,5 % deutlich mehr.

In den Abschnitten des Hauptteils werden Energie und Protein, Eisen, Kalzium, Jod, Zink, Vitamin B12, Vitamin D und Omega-3 Fettsäuren behandelt. Irritierend ist, dass Quellen scheinbar selektiv von den Autoren der DGE recherchiert oder ausgewertet wurden. Zum Beispiel wurde die Quelle Abdulla et al. 1981 im Abschnitt bezüglich der Jodzufuhr benutzt. Die Jodzufuhr ist demnach geringer als bei Mischköstlern. Allerdings wird bei Abdulla et al. 1981 auch die relevante Aussage getroffen, dass die Aufnahme von essentiellen Aminosäuren aller Probanden dieser Studie die Empfehlungen überschritt. Auch die Werte für Eisen sowie Magnesium und Zink waren bei der veganen Gruppe höher als bei der omnivoren Vergleichsgruppe.[242] Das lässt sich sicher nicht verallgemeinern, hätte dennoch, wie auch die Tatsache, dass die Probanden mittleren Alters waren, diskutiert werden müssen. Da es sich bei den Probanden um erwachsene Personen handelt, sollte diese Untersuchung gar nicht erst Einzug in ein Positionspapier zum Thema vegane Kinderernährung finden.

Das DGE Positionspapier muss in der vorliegenden Form als verfälschend betrachtet werden. Es weist gravierende Mängel beim Nachweis der behaupteten Aussagen auf, die das formulierte Ergebnis grundsätzlich infrage stellen. Die wesentlichen Mängel sind, dass ein Großteil der zitierten Studien Ernährungsformen umfassen, welche sich von veganer Ernährung deutlich unterscheiden. Zudem wurden mehrere veraltete Studien herangezogen, obwohl deren Ergebnisse auf die heutige Zeit kaum übertragbar sind. Viele der zitierten Studien wurden einseitig negativ ausgewertet, positive Aussagen über vegane Ernährung wurden nicht mit aufgenommen. Die Recherche von Studien über vegane Ernährung erfolgte zudem offensichtlich selektiv. Relevante Studien, die hätten gefunden werden müssen, weil sie von einem mehrfach zitierten Autor stammen oder in einer unter den Quellen stark vertretenen Zeitschrift veröffentlicht wurden, wurden nicht herangezogen.

---

[241] Vgl. American Academy of Pediatrics: Nutrirtional aspects of vegetarian diets, 2009, S. 1267.

[242] Vgl. www.unboundmedicine.com (03.01.2013).

Die aufgeführten Mängel erklären zugleich das Ergebnis, zu welchem die DGE bezüglich veganer Kinderernährung kommt. Im Fazit der DGE wird zusammengefasst, bei welchen Nährstoffen das „Risiko einer defizitären Zufuhr" besteht. Dies betrifft laut der DGE die Zufuhr von „Energie, Protein, langkettigen n-3 Fettsäuren, Eisen, Kalzium, Jod, Zink, Riboflavin, Vitamin B_{12} und Vitamin D". Dass die Wahrscheinlichkeit dafür umso größer ist, „je stärker die Lebensmittelauswahl eingeschränkt wird und je weniger abwechslungsreich die Ernährung ist" ist völlig richtig. Bevor davon jedoch abzuleiten ist, dass vegane Ernährung „nicht geeignet [ist], um eine adäquate Nährstoffversorgung und die Gesundheit des Kindes sicherzustellen"[243], hätte man sich nicht auf Quellen stützen dürfen, die größtenteils unklare oder nicht-vegane Ernährungsformen zur Grundlage haben. Doch womöglich hätte man dann, wie die ADA, folgern müssen, dass vegane Ernährung auch im Kindes- und Säuglingsalter praktikabel ist.

---

[243] www.dge.de (22.12.2012).

13   Fazit und Ausblick

Vegane Ernährungsweisen, die in Übereinstimmung mit den gegenwärtigen Ernährungsempfehlungen geplant werden, können die Nährstoffbedürfnisse von Säuglingen und
Kleinkindern erfüllen. Es gibt jedoch wichtige Voraussetzungen, um eine bedarfsgerechte
Nährstoffzufuhr zu erreichen. Dazu gehören ein entsprechendes Ernährungswissen, eine
vielseitige Lebensmittelauswahl und eine besondere Berücksichtigung kritischer Nährstoffe.

Kalorien, Proteine und alle anderen Nährstoffe können problemlos mit einer veganen
Ernährung aufgenommen werden, ergänzt durch Vitamin B12 und Vitamin D. Durch
angereicherte Lebensmittel, welche in den meisten Lebensmittelläden zu finden sind, ist
die Deckung kritischer Nährstoffe heutzutage wesentlich einfacher als noch vor einigen
Jahren. Zusätzlich kann auf Nahrungsergänzungsmittel zurückgegriffen werden. Bei
sorgfältiger Nahrungsauswahl oder unter Einschluss von angereicherten Produkten bzw.
Supplementen ist eine bedarfsgerechte vegane Ernährung bei Säuglingen und Kleinkindern also durchaus möglich.

Besonders bei Säuglingen, aber auch bei Kindern, wird im Allgemeinen vorsichtshalber
von einer veganen Ernährung abgeraten. Sofern jedoch kritische Nährstoffe wie Vitamin D
und B12 ergänzend zugeführt werden, ist eine vegane Ernährung problemlos durchführbar.

Daher kann auch die zentrale Fragestellung dieser Arbeit, ob eine vegane Ernährung für
Säuglinge und Kinder geeignet ist, bejaht werden. Die Frage ob man eine vegane Ernäh-
rung hinsichtlich der Bedarfsdeckung vertreten und empfehlen kann muss differenzierter
beantwortet werden. Nach Auswertung der verschiedenen Standpunkte ist eine vegane
Ernährung bei Säuglingen und Kindern vertretbar, sofern die Nährstoffbedürfnisse gedeckt werden. Daraus ergibt sich jedoch keine gleichzeitige Empfehlung. Da die vegane
Ernährung nur durch die ergänzende Zufuhr einiger Nährstoffe möglich ist, muss diese
Vorgehensweise individuell bewertet werden. Eine vegane Ernährung, in der diese ergänzende Zufuhr durch angereicherte Nahrungsmittel oder Supplemente abgelehnt wird, ist
dann unter keinen Umständen zu empfehlen.

Werden Kinder also von Anfang an dazu ermutigt, sich gesund zu ernähren, wird dies
auch im späteren Leben einen positiven Einfluss auf ihre Gesundheit haben. Gemüse,
Getreide, Obst, Hülsenfrüchte und Nüsse sind optimale Nahrungsmittel für Kinder. Sie
enthalten Kohlenhydrate, Proteine, Ballaststoffe, Vitamine sowie Mineralstoffe und bilden
das Grundgerüst für Essgewohnheiten, die ein gesundes Leben unterstützen. Nach
Betrachtung der Fakten ist, bei einem entsprechenden Ernährungswissen und verantwor-
tungsbewussten Handeln der Eltern, eine vegane Ernährung bei Säuglingen und Kindern
möglich. Fühlen sich die Eltern dem nicht gewachsen, sollte die Ernährung entweder
zusätzlich von einem Ernährungsberater oder Arzt überwacht werden. Andernfalls sollte
ganz darauf verzichtet werden.

Darstellungsverzeichnis

Literaturverzeichnis

American Academy of Pediatrics Committee on Nutrion. Kleinman, R. (Hrgs.): [Nutritional Aspects of Vegetarian Diets, 2009]: Nutritional Aspects of Vegetarian Diets. In: Pediatric Nutrition Handbook, 6th ed., Elk Grove Village, 2009; S. 200-224.

American Dietetic Association (Hrsg.): [Vegetarian Diets ,2003]: Position of the American Dietetic Association and the Dietitians of Canada: Vegetarian Diets. J Am Diet Assoc. 2003; 103:748-765.
   Verfügbar unter: http://www.vrg.org/nutrition/2009_ADA_position_paper.pdf (17.11.2012).

American Dietetic Association (Hrsg.): [Vegetarian Diets, 2009]: Position of the American Dietetic Association and Dietitians of Canada: Vegetarian Diets. J Am Diet Assoc. 2009; S. 266-1282.
   Verfügbar unter: http://www.vrg.org/nutrition/2003_ADA_position_paper.pdf (17.11.2012).

DGE et al. (Hrsg.): [Referenzwerte, 2001]: Referenzwerte für die Nährstoffzufuhr, Neustadt (Umschau), 2001.

DGE (Hrsg.): [Kinder vegetarisch ernähren, 2001]: Kinder vegetarisch ernähren – ja oder nein?, 2011.
   Verfügbar unter: http://www.dge.de/pdf/presse/2011/DGE-Pressemeldung-aktuell-02-2011-Vegetarier-Kinder.pdf (17.12.2012).

Dickau, K., DGE (Hrsg.): [Die Nährstoffe, 2009]: Die Nährstoffe – Bausteine für ihre Gesundheit, 2. Aufl., Bonn (DGE), 2009.

Klaper, M.: [VivaVegan für Mutter und Kind, 1997]: Viva Vegan für Mutter und Kind. Gesunde vegetarische Ernährung in Schwangerschaft und frühkindlicher Lebensphase, Gießen (Druckkollektiv), 1997.
   Verfügbar unter: http://veganics.de/wp-content/uploads/2012/11/vivaveganfuermutterundkind.pdf

Koula-Jenik, H. et al.: [Leitfaden Ernährungsmedizin, 2006]: Leitfaden Ernährungsmedizin, München (Elsevier Verlag), 2006.

Langley, G.: [Vegane Ernährung, 2010]: Vegane Ernährung. Aus dem Englischen von Daniel Bauer, Göttingen (Echo Verlag), 2010.

Leitzmann, C./Keller, M.: [Vegetarische Ernährung, 2010]: Vegetarische Ernährung, 2. Aufl., Stuttgart (Eugen Ulmer Verlag), 2010.

Leitzmann, C.: [Vegetarismus, 2010]: Vegetarismus. Grundlagen, Vorteile, Risiken, 4. Aufl., München (C.H.Beck Verlag), 2012.

Leitzmann, C. et al.: [Ernährung in Prävention und Therapie, 2005]: Ernährung in Prävention und Therapie, 2. Aufl., Stuttgart (Hippokrates Verlag), 2005.

Leitzmann, C./Keller, M./Hahn, A.: [Alternative Ernährungsformen]: Alternative Ernährungsformen, 2. Aufl., Stuttgart (Hippokrates Verlag), 2005.

Müller, C., aid Infodienst (Hrsg.): [Vitamine und Mineralstoffe, 2008]: Vitamine und Mineralstoffe – eine starke Truppe, 4. Aufl., Bonn (aid Verlag), 2008.

Petter, K./Pohlmann, T.: [Nährwerttabelle, 2007]: Die große Nährwerttabelle. **Verfügbar** unter: http://www.vebu.de/attachments/Vegane_Naehrwerttabelle.pdf (02.12.2012).

Robbins, J.: [Ernährung für ein neues Jahrtausend, 1995]: Ernährung für ein neues Jahrtausend. Aus dem Amerikanischen von Eric Kearney, Emmendingen (Hans-Nietsch-Verlag), 1995.

Ruthenberg, S.: [Mein VivaVegan Baby]: Mein VivaVegan Baby. **Verfügbar** unter: http://veganics.de/wp-content/uploads/2012/11/Silke_Ruthenberg__Mein_VigaVegan_Baby.pdf

Suter, P.: [Checkliste Ernährung, 2008]: Checkliste Ernährung, 3. Aufl., Stuttgart (Georg Thieme Verlag), 2008.

Internetquellen

www.**bfr**.bund.de (10.12.2012).
Un-
ter: http://www.bfr.bund.de/de/empfehlungen_zur_stilldauer___einfuehrung_von_b
eikost-54044.html

www.**dge**.de (22.11.2012).
Unter: http://www.dge.de/modules.php?name=News&file=article&sid=1193

www.**dge**.de (02.12.2012).
Unter: www.dge.de/modules.php?name=News&file=article&sid=253

www.**dge**.de (08.12.2012).
Unter: http://www.dge.de/modules.php?name=News&file=article&sid=1249

www.**dge**.de (21.12.2012).
Unter: http://www.dge.de/modules.php?name=Content&pa=showpage&pid=7

www.**dge**.de (22.12.2012).
Unter: http://www.dge.de/modules.php?name=News&file=article&sid=1130

www.**dr-barbara-hendel**.de (20.11.2012).
Unter: http://www.dr-barbara-hendel.de/bewusstes-l
eben/ernaehrung/tabellen/eiweiss-tabelle/pflanzliche-eiweisse/

www.**essen-und-trinken**.de (15.12.2012).
Unter: http://www.essen-und-trinken.de/vegetarisch/ernaehrungswissenschaftler-
dr-markus-keller-ueber-vegetarische-ernaehrung-1015857.html?eid=1007811

www.**folsan**.de (27.11.2012a). Unter: http://www.folsan.de/folsaure-folat-gemuse.html

www.**folsan**.de (27.11.2012b). Unter: http://www.folsan.de/folsaure-folat-kartoffeln.html

www.**gesetze-im-internet**.de (08.12.2012).
Unter: (http://www.gesetze-im-internet.de/bundesrecht/nemv/gesamt.pdf

www.**hormon-center**.de (10.12.2012.).
Unter: http://www.hormon-
center.de/form/aktuelles/ernaehrungschwangerschaft.shtml

www.**ncbi**.nlm.nih.gov (17.12.2012).
Unter: http://www.ncbi.nlm.nih.gov/pubmed?term=7391470

www.**ncbi**.nlm.nih.gov (18.12.2012).
Un-
ter:http://www.ncbi.nlm.nih.gov/pubmed?term=growth%20of%20vegetarian%20chil
dren%20o%27connell

www.**ncbi**.nlm.nih.gov (19.12.2012). Unter: http://www.ncbi.nlm.nih.gov/pubmed/7288184

www.**ncbi**.nlm.nih.gov (03.01.2013). Unter: http://www.ncbi.nlm.nih.gov/pubmed/3919837

www.**peta**.de (22.11.2012). Unter: http://www.peta.de/web/home.cfm?p=5237

www.**peta**.de (02.12.2012). Unter: http://www.peta.de/web/home.cfm?p=5239

www.**peta**.de (15.12.2012). Unter: http://www.peta.de/ernaehrungspyramide

www.**rasta-revolution.de** (03.01.2013). Unter: http://www.rasta-revolution.de/ital/

www.**rasta-revolution**.de (02.01.2013). Unter: http://www.rasta-revolution.de/ital/

de.**scribd**.com (19.12.2012)
Unter: http://de.scribd.com/doc/44497523/The-Growth-and-Development-of-Vegan-Children-Sanders-Manning-JHumNutrDiet-1992

www.**ugb**.de (16.12.2012).
Unter: http://www.ugb.de/vollwert-ernaehrung/vegane-ernaehrung-gesundheit/

www.**ugb**.de (25.12.2012). Unter: http://www.ugb.de/beirat/

www.**unboundmedicine**.com (03.01.2013).
Unter: http://www.unboundmedicine.com/evidence/ub/citation/6272567/Nutrient_intake_and_health_status_of_vegans__Chemical_analyses_of_diets_using_the_duplicate_portion_sampling_technique_

www.**vebu**.de (17.11.2012).
Unter: http://www.vebu.de/lifestyle/anzahl-der-vegetarierinnen

www.**vebu**.de (28.11.2012). Unter: http://www.vebu.de/gesundheit/naehrstoffe/kalzium

www.**vebu**.de (29.11.2012). Unter: http://www.vebu.de/gesundheit/naehrstoffe/zink

www.**vebu**.de (30.11.2012). Unter: http://www.vebu.de/gesundheit/naehrstoffe/eisen

www.**vebu**.de (01.12.2012). Unter: www.vebu.de/gesundheit/naehrstoffe/jod

www.**vebu**.de (18.12.2012).
Unter:http://www.vebu.de/alt/nv/nv_2001_4__Prof_Dr_Claus_Leitzmann__Statement_zum_Veganismus.htm

www.**vegan**.at (02.12.2012).
Unter: http://www.vegan.at/warumvegan/gesundheit/naehrwerttabelle.pdf

www.**vegankids**.de/vekindheit (15.12.2012). Unter: http://vegankids.de/vekindheit

www.**veganekinder**.de (02.12.2012). Unter: http://veganekinder.de/bioverfuegbarkeit

www.**veganekinder**.de (04.12.2012). Unter: http://veganekinder.de/bioverfuegbarkeit

www.**veganseite**.de (25.12.2012).
Unter: www.veganseite.de/veganismus/veganismus-und-gesundheit

www.**vegansociety**.com (15.12.2012).
Unter: http://www.vegansociety.com/booklets/pflanzliche_ernaehrung.pdf

www.**vitalstoff-lexikon**.de (22.11.2012).
Unter: http://www.vitalstoff-
lexi-
kon.de/index.php?PHPSESSID=0868bcda0e6f4b8e76aa9f8ca942d96b&activeMe
nuNr=2&menuSet=1&maincatid=168&subcatid=432&mode=showarticle&artid=156
&arttitle=Lebensmittel&

www.**vitalstoff-lexikon**.de (24.11.2012).
Unter: http://www.vitalstoff-
lexi-
kon.de/index.php?PHPSESSID=0868bcda0e6f4b8e76aa9f8ca942d96b&activeMe
nuNr=3&menuSet=1&maincatid=169&subcatid=440&mode=showarticle&artid=168
&arttitle=Lebensmittel&

www.**vitalstoff-lexikon**.de (25.11.2012).
Unter: http://www.vitalstoff-
lexi-
kon.de/index.php?PHPSESSID=942ed50cd46134d9b07c615eaf429d5b&activeMe
nuNr=3&menuSet=1&maincatid=169&subcatid=441&mode=showarticle&artid=169
&arttitle=Lebensmittel&

de.**wikipedia**.org (20.12.2012).
Unter: http://de.wikipedia.org/wiki/American_Dietetic_Association

de.**wikipedia**.org (25.12.2012).
Unter: http://de.wikipedia.org/wiki/Claus_Leitzmann

www.**zentrum-der-gesundheit**.de (18.11.2012).
Unter: http://www.zentrum-der-gesundheit.de/makrobiotik.html